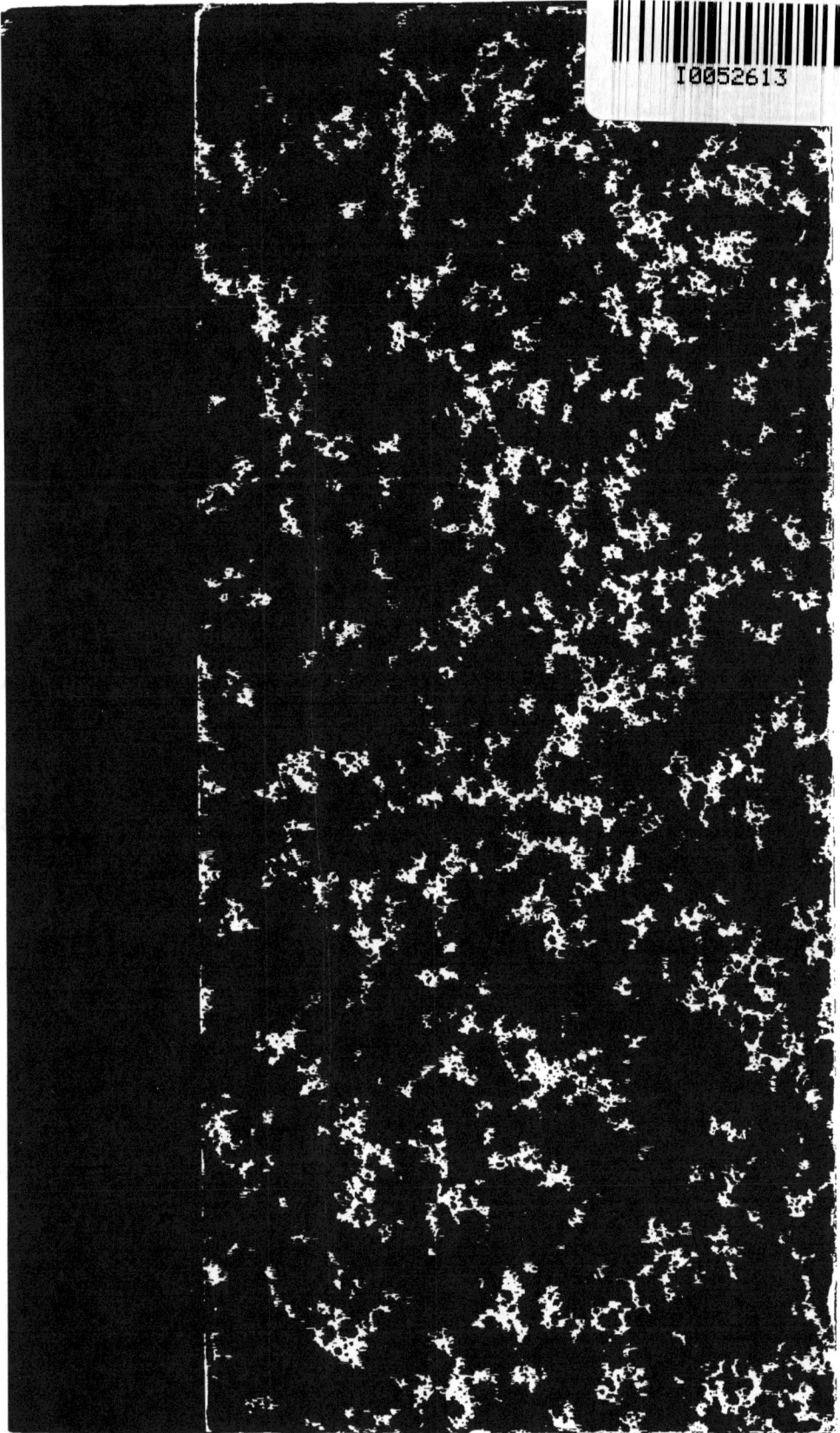

BIBLIOTHÈQUE
DES ÉCOLES ET DES FAMILLES

Mme GUSTAVE DEMOULIN

LES CINQ SENS

PARIS
LIBRAIRIE HACHETTE ET Cie
79, BOULEVARD SAINT-GERMAIN, 79

LES CINQ SENS

PARIS — IMPRIMERIE ÉMILE MARTINET, RUE MIGNON, 2.

LES CINQ SENS

PARIS — IMPRIMERIE ÉMILE MARTINET, RUE MIGNON, 2.

BIBLIOTHÈQUE

DES ÉCOLES ET DES FAMILLES

LES CINQ SENS

PAR

Mᵐᵉ GUSTAVE DEMOULIN

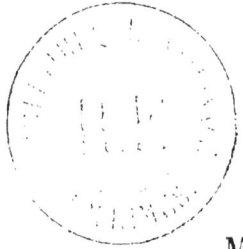

PARIS

LIBRAIRIE HACHETTE ET Cⁱᵉ

79, BOULEVARD SAINT-GERMAIN, 79

1881

LE TOUCHER

CHAPITRE PREMIER

Deux personnes, un homme d'une soixantaine d'années et une femme jeune encore, se promenaient, une après-midi, dans les allées fleuries d'une charmante villa des environs de Paris.

M. Conty, estimable fonctionnaire retraité, était venu récemment s'installer chez sa fille. C'était un beau vieillard dans toute l'acception du mot. Droit sans raideur, agile comme un jeune homme, d'une tenue irréprochable, doué d'une santé de fer, d'un caractère enjoué, d'un esprit aimable, il s'était vite fait aimer de ses petits-enfants qui trouvaient du même coup en lui un précepteur d'une grande expérience et un compagnon du commerce le plus agréable.

Madame Laurin, restée veuve depuis sept ans, s'était vouée tout entière à l'éducation de ses trois enfants : Maurice, actuellement âgé de quinze ans; Henriette, âgée de treize ans ; et Georget, âgé de dix ans. Bien qu'elle comprît que la tristesse de son veuvage ne devait point comprimer le joyeux essor de la jeunesse, la pauvre mère, dominée à son insu par la mélancolie de sa situation, n'avait pourtant cherché à développer que l'intelligence et les sentiments de ses enfants.

Naturellement enclins aux exercices intellectuels qui les

rapprochaient de leur mère en atténuant la différence d'âge, ils avaient trop négligé le côté physique de leur éducation.

M. Conty, tout en trouvant ses petits-enfants intelligents, instruits, dociles, bien élevés, remarqua aussi qu'ils étaient bien gauches, bien ignorants des manifestations et des phénomènes de la vie matérielle. Il constata surtout avec chagrin la maladresse de Maurice. Ce grand garçon, qui était très fort aux dames et aux échecs, ne savait pas enfoncer un clou et ne pouvait seulement pas enseigner à Georget le moyen de faire courir son cerceau.

M. Conty, ayant jugé la situation dès les premiers jours de son installation, résolut d'y porter remède.

— Ma chère fille, disait-il à madame Laurin qui marchait à ses côtés en l'écoutant avec la plus profonde attention, j'aurais certainement mauvaise grâce à critiquer Maurice, Henriette et Georget, que je considère comme des enfants exceptionnels ; et, si je commence par les louer, ce n'est pas pour les dénigrer ensuite. Un grand-père sensé ne peut être qu'heureux et fier de posséder de tels petits-enfants. Mais... Il y a un *mais*, ajouta-t-il en souriant finement et s'arrêtant pour attendre un encouragement.

— Parle, mon cher père ; tu sais quelle confiance absolue j'ai en tes conseils. Je sais trop qu'une mère, quelque tendre et dévouée qu'elle soit, n'est pas une bonne éducatrice pour ses propres enfants et j'ai dû commettre bien des fautes en voulant trop bien faire.

— Le mal n'est pas irréparable, reprit M. Conty en prenant le bras de madame Laurin et le passant sous le sien, tandis qu'il gardait sa main dans la sienne. Je ne me plains que d'une chose : c'est que tu n'aies pas mis tes enfants en communication assez suivie avec le monde extérieur. Il me semble que, sans négliger le développement intellectuel de Maurice, d'Henriette et de Georget, on eût pu tenir plus grand compte de leur nature physique.

— Cela est vrai; mais j'avais toujours pensé que l'instinct, stimulé par la nécessité, peut donner aux aptitudes physiques le développement qui leur convient.

— Cette opinion est trop rigoureusement formulée. La force, l'adresse et la grâce, s'acquièrent, comme les autres perfections, par un exercice intelligent. L'éducation physique comporte, aussi bien que l'éducation morale, quoique à un moindre degré, des leçons méthodiques et graduées. Les principes y sont de mise, et un guide sûr et expérimenté ne nuit pas.

— Pauvres enfants! soupira madame Laurin, voilà ce qui leur a manqué.

— Ne te calomnie pas, reprit avec tendresse M. Conty. Envisageons froidement les choses et restons bien dans la question. Saint Augustin n'a-t-il pas dit que le corps est la maison et que l'âme est l'habitant? Approprions donc la maison aux besoins de l'habitant : c'est là tout ce que je veux dire. Tirons le meilleur parti possible du logis qui a été si admirablement construit et si merveilleusement aménagé pour les besoins de notre terrestre existence.

Puisque de cette habitation qui se déplace à notre volonté, nous communiquons avec la nature entière, puisque, de notre fragile et périssable demeure, nous avons vue sur le monde, profitons-en. Mettons-nous à la fenêtre et sachons regarder. Jouissons, dans la plénitude de nos facultés, de tout ce que le Créateur nous a livré de bien, de beau, de grand. Pour cela, que devons-nous faire? Donner à nos facultés sensitives, à nos CINQ SENS, en un mot, tout le pouvoir que la nature nous promet et que Dieu nous permet.

Les promeneurs étaient arrivés à l'extrémité d'une allée tournante aboutissant à un tertre ombragé par un pavillon rustique sous lequel le goûter était servi.

Les enfants coururent à leur rencontre et les firent asseoir près d'une table chargée d'excellentes pâtisseries et de fruits exquis qu'ils ne dévoraient pas que des yeux.

Le jardin, habilement dessiné, paraissait plus grand qu'il n'était en réalité. En dépit de la serpe du jardinier et de la cognée de l'élagueur, les arbres, les massifs, les buissons, les plates-bandes, avaient gardé un air simple et naturel qui leur laissait tout leur charme.

A travers la grille, on apercevait les champs où déjà s'empilaient de grosses meules dorées ; les prairies, peuplées de belles vaches rousses ; l'Yvette, dont le ruban argenté cheminait entre deux bandes de verdure ; des groupes d'ormes, de saules et de peupliers qui jalonnaient la perspective.

D'un autre côté, le regard, escaladant le mur d'enceinte du potager, parvenait librement jusqu'à l'horizon des collines dont une légère vapeur estompait la silhouette.

Tout était animé. La vie végétale se manifestait dans toute son énergie. De partout s'élevaient des senteurs délicieuses et fortifiantes se mêlant sans se confondre, formant un accord parfait, comme les notes qui, gardant leur tonalité, contribuent à l'harmonie d'un ensemble.

Les roses, le réséda, les œillets, qu'un léger souffle agitait et balançait mollement, comme autant d'encensoirs, faisaient leur partie dans ce concert mélodieux auquel servaient d'accompagnement les bouffées lointaines du foin que les faneurs remuaient dans la prairie.

Le chant des oiseaux, le bourdonnement des insectes qui marchent et qui volent, dans leur bruit, faisaient vibrer l'air et formaient une musique caressante.

On était heureux de respirer, de vivre dans cette atmosphère de paix, d'harmonie et de parfums.

— Le ciel a revêtu sa robe d'azur garnie de gaze neigeuse, dit Henriette en regardant le ciel bleu agrémenté des découpures de ses blancs et légers nuages.

— Quel bien-être on éprouve ici ! murmura doucement madame Laurin. C'est surtout dans ces heures de béatitude qui nous sont octroyées que nous devons admirer celui qui nous révèle tant de beautés et nous procure de pareilles joies.

— Pour moi, ma chère maman, je goûte bien ce bonheur-là et.....

— Et tu as le bonheur reconnaissant, n'est-ce pas, Henriette? demanda M. Conty.

— Certainement, et c'est bien juste. Je suis d'autant plus reconnaissante que je n'ai rien fait pour mériter de pareilles joies.

— Je suis donc bien coupable, dit Maurice, moi qui trouvais commode et naturel de me laisser être heureux?

— Je suis aussi heureux, moi, n'est-ce pas, maman? demanda Georget.

— Oui, mon cher petit, tu es heureux, heureux sans le savoir. A ton âge, on est facile aux joies et l'on a, de par la bonté du ciel, le droit au bonheur.

— Et c'est si bon, des gâteaux et de belles fraises comme celles-ci! ajouta Georget.

— Dites-moi, mes enfants, reprit M. Conty, qu'est-ce qui nous permet de jouir de tout ce bien-être? d'admirer le spectacle sans cesse renouvelé que nous donne généreusement la nature?

— C'est notre intelligence, hasarda Maurice.

— Qu'est-ce qui nous met en communication avec la création? qu'est-ce qui nous procure les jouissances que nous éprouvons en contemplant la splendeur du ciel, les richesses de la terre, cette bonne mère qui nous porte et nous nourrit?

— Oui, qu'est-ce qui nous fait ressentir ces joies intimes et profondes que nous inspire la vue des larges horizons, celle des recoins ombrageux où notre rêverie aime à se concentrer, ou simplement l'aspect d'un buisson, nid de fleurs et d'oiseaux qui parfume et qui chante? ajouta madame Laurin.

— C'est notre cœur! s'écria Henriette.

— Ce bien-être, ces joies, ces jouissances, qui est-ce qui nous les donne? continua M. Conty.

— C'est le bon Dieu! riposta Georget. N'est-ce pas lui qui fait pousser les fraises? Seulement ce n'est pas lui qui fait les gâteaux. Ils sont pourtant joliment bons!

— Non, mais c'est lui qui t'a donné la faculté d'en reconnaître l'excellence, répondit sa mère.

— De même qu'il nous a donné, pour vivre dans ce monde, la faculté d'en voir les merveilles, ajouta Henriette.

— Et les facultés non moins précieuses d'entendre, de goûter, de sentir et de toucher qui nous procurent aussi leur somme de jouissances, reprit Maurice.

— Vous avez raison, mes chers enfants, dit M. Conty; ces facultés : le toucher, le goût, l'odorat, l'ouïe et la vue, ces CINQ SENS, comme on les appelle, sont les attributs essentiels de notre vie terrestre. Voilà les véritables instruments dont notre cerveau, et par conséquent notre âme, se sert pour percevoir la lumière, le son, la chaleur, enfin toutes les manifestations des forces actives du monde extérieur.

Sachons donc utiliser ces admirables instruments qui mettent notre intelligence en contact immédiat avec les merveilles de la nature et nous permettent de nous élever au-dessus de la matière.

CHAPITRE II

Avec l'autorisation de sa fille, M. Conty introduisit dans la maison de campagne où la famille se réunissait le dimanche, les jours de fête d'été et pendant les vacances, tous les jeux d'adresse qui, avec la gymnastique, contribuent à l'éducation du corps : jeux de croquet sur la pelouse tondue à l'anglaise, jeux de quilles, jeux de boules et de petit palet ; jeux de paume, de ballon ; tir à la cible, tir à l'arc. Il faisait lutter les enfants à la course, il leur apprenait à sauter en hauteur, en longueur et en profondeur. Il fut encore pour eux, qui n'avaient jamais mis un pied dans l'eau froide, un excellent professeur de natation, et les bains dans la Seine devinrent le passe-temps favori des chaudes après-midi.

Un jour que les trois enfants faisaient une partie de croquet avec M. Conty pour partner, madame Laurin, assise à l'ombre, suivait les péripéties du jeu et constatait que ses enfants étaient encore bien loin de posséder l'adresse, la vigueur, la sûreté de coup-d'œil de leur grand-père. Le maillet oscillait dans leurs mains, ils frappaient plus de coups sur le gazon que sur leurs boules et ne passaient jamais un arceau sans s'y reprendre à plusieurs fois. M. Conty au contraire, frappait toujours juste et ferme : le malheureux joueur *qu'il croquait* était bien sûr de voir sa boule s'en aller au loin hors du boulingrin.

Quand la partie fut terminée, tout le monde vint se reposer auprès de madame Laurin.

— Mes chers enfants, dit-elle en riant, vous n'êtes pas encore passés maîtres ès jeux. Quelle reconnaissance vous devrez à votre grand-père, si toutefois il n'est pas trop tard pour remédier à votre gaucherie !

M. CONTY

Sois sans inquiétude là-dessus, ma chère fille, leur éducation physique se développera plus vite et aussi bien que leur éducation intellectuelle et morale ; leurs facultés ne tarderont pas à être suffisamment équilibrées.

MADAME LAURIN

Ta présence parmi nous me permet de l'espérer et je ne doute pas de la bonne influence de tes leçons et de tes conseils.

M. CONTY

Mes leçons seront utiles, sans doute, mais il faut compter autant sur les élèves que sur le maître. Sans nier qu'il soit possible d'avoir des professeurs de jeux comme on a des maîtres de gymnastique, je crois que l'éducation des sens se fait surtout par la pratique. Il est bon qu'on nous montre les choses, mais nous apprenons à les voir en les regardant.

MADAME LAURIN

Oui, je comprends bien à présent qu'il faut donner à l'enfant l'occasion d'exercer ses facultés sensitives sans trop compter sur les hasards.

M. CONTY

Notre intervention est d'abord indispensable pour procurer à nos enfants le moyen de tirer le meilleur parti possible des instruments dont la nature les a si bien pourvus. C'est à quoi nous tâcherons.

MADAME LAURIN

Je ne demande pas mieux que de t'aider à les mettre dans les conditions les plus favorables pour atteindre ce but. (*S'adressant à son fils.*) Étais-tu maladroit, tout à l'heure, mon cher Maurice; il me semblait que ton maillet frappait toujours au hasard.

MAURICE, avec bonne humeur.

Je ne croyais pas frapper au hasard. J'y allais avec une conviction qui devrait te paraître respectable.

MADAME LAURIN

Votre grand-père a raison, vous êtes plus gauches que la plupart des enfants de votre âge. Je veux qu'il n'en soit plus ainsi.

MAURICE

Nous tâcherons de porter notre attention de ce côté-là.

M. CONTY

Vous êtes si appliqués et de si bon vouloir au travail, que vous n'aurez pas grand'peine à prendre au sérieux vos amusements. Vous vous êtes fait jusqu'ici un plaisir de vos études; eh bien! faites-vous maintenant une étude de vos plaisirs!

HENRIETTE

Je ne comprends pas bien ce qu'on demande de nous.

MADAME LAURIN

Nous ne vous demandons qu'une chose fort simple et très facile : c'est, en toute occasion, de vous appliquer à bien faire, même ce qui vous semble puéril.

MAURICE

Nous y ferons tous nos efforts.

M. CONTY

Je ne doute pas du succès; et je constate déjà chez vous des progrès considérables..... Cependant avez-vous exercé comme il convient le SENS DU TOUCHER, ce sens si précieux, si délicat,

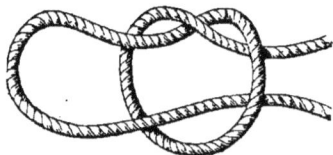

NŒUD DU COLLIER.   DOUBLE NŒUD DE TÊTE D'ALOUETTE.

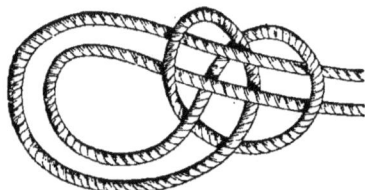

qui rend de si grands services à l'homme et l'élève si haut dans l'échelle des êtres?

Sans doute votre main est habile dans certains actes auxquels vous l'avez préparée. Henriette a le doigté du piano et manie très bien l'aiguille; Maurice a le doigté du violon et commence

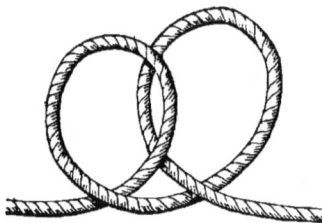

NŒUD DE L'ARTIFICIER.   NŒUD COULANT.

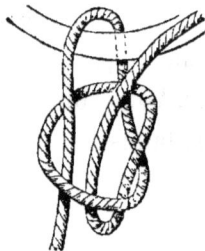

à dessiner; mais c'est à peu près toute la science que vous avez fait acquérir à votre main. Il faut la rendre apte à tous les services pour lesquels la nature vous l'a donnée.

GEORGET

Ma main fait tout ce que je veux.

M. CONTY, tirant une ficelle de sa poche.

Vraiment! Eh bien! toi qui aimes tant les ficelles, prends celle-ci et essaye de faire le *nœud du collier*, comme ceci, ou le *nœud de tête d'alouette*, comme cela; ou encore, de cette

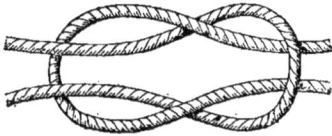

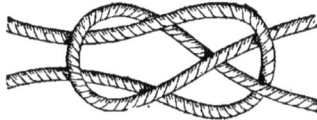

NŒUD DROIT.   NŒUD DU TISSERAND.

façon, le *nœud de l'artificier*, destiné à maintenir l'enroulement d'une corde autour d'un cylindre.

GEORGET, après avoir tourné et retourné le bout de ficelle entre ses doigts.

Je ne peux pas!

HENRIETTE

Je crois bien. Tu ne sais pas seulement faire le nœud de ta cravate.

M. CONTY

Georget trouvera peut-être ces nœuds-ci plus faciles. Tiens, essaye d'enrouler ta ficelle autour de l'anneau de mon trousseau de clés, de manière à former un *nœud coulant*, comme celui-ci, ou un *nœud du réverbère*, comme celui-là.

GEORGET

C'est encore plus difficile! Tu vas si vite que je n'y comprends rien.

M. CONTY

Pure affaire d'habitude! Tu le vois, Georget, je puis faire et défaire tous ces nœuds, même en fermant les yeux, sans y plus regarder qu'un aveugle.

MAURICE, essayant à son tour et s'y prenant gauchement.

Je le vois, il faut apprendre à se servir des doigts avec précision et justesse.

MADAME LAURIN

En combien de circonstances aurez-vous besoin de cette dextérité !

M. CONTY

Il ne s'agit pas seulement de dessiner, de modeler, de jouer du piano ou du violon, mais d'accomplir une foule d'actes vulgaires qui se présentent à chaque instant.

HENRIETTE

Puisqu'il est question du Toucher, ne pourrais-tu, grand-père, nous renseigner sur ce sens, que tu dis si merveilleux ?

M. CONTY

Volontiers. Cela ne vous rendra ni plus adroits ni plus habiles, mais il est toujours intéressant de connaître les instruments dont on doit se servir.

MAURICE

Nous serions heureux d'apprendre quelque chose à ce sujet, car je soupçonne que nous n'en connaissons pas le premier mot.

MADAME LAURIN

Ce sont toujours les choses le plus à notre portée qui excitent le moins notre attention.

M. CONTY

Vous savez pourtant bien ce que c'est que le SENS DU TOUCHER ?

MAURICE

C'est la faculté qui nous fait connaître, par le contact, la présence des corps, leurs propriétés, leur forme, leur poids, leur volume, leur dureté, leur solidité, leur fluidité, leur degré de chaleur.

GEORGET

Oh bien ! je sais aussi cela, moi. On n'a pas besoin de l'apprendre pour savoir que la main nous sert à prendre et à toucher tout ce que nous voulons.

M. CONTY

Mon petit Georget, crois-tu que la main seule possède cette faculté? Le Toucher n'appartient-il pas à toute la surface du corps?

MAURICE

Si, car il réside dans la peau.

M. CONTY

Oui, mais à des degrés bien différents, suivant qu'elle est pourvue d'un plus grand nombre de nerfs.

HENRIETTE

Alors ce doit être dans la main qu'on en compte le plus, puisqu'elle est l'organe du Toucher par excellence.

MADAME LAURIN

Et encore, toutes les parties de la main ne sont pas également sensibles.

MAURICE

La peau est-elle de même nature partout?

M. CONTY

Certainement. La peau, qui est l'enveloppe de notre corps, se compose de deux membranes superposées. La plus profonde est le DERME, ou le CUIR, à la surface duquel apparaissent de nombreuses saillies que l'on nomme *papilles tactiles*, parce que c'est dans ces organes que réside le SENS DU TACT ou du TOUCHER. Le derme est en outre parsemé d'un nombre très considérable de petites fibres élastiques enroulées comme les vrilles des plantes grimpantes; ce sont des espèces de ressorts microscopiques qui donnent à la peau une grande élasticité.

Sous l'influence du chagrin, des émotions violentes et surtout sous l'influence de l'âge, il faut bien le dire! la peau se contracte, perd sa souplesse, et bientôt, trop tôt! apparaissent les plissements, si redoutés de certaines personnes et bien connus sous le nom de *rides*.

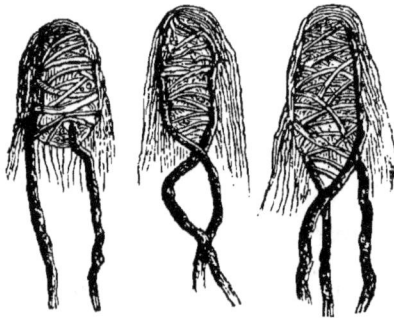

HENRIETTE

Les personnes dont tu parles ne savent-elles pas réparer des ans l'irréparable outrage à l'aide de pâtes, de cosmétiques et de fards savamment préparés et artistement employés?

PAPILLES TACTILES.

M. CONTY

Vaine illusion! Toutes les préparations offertes à la crédulité de la coquetterie n'ont d'autre effet que de hâter l'œuvre du temps. Rien ne peut effacer les rides et le plus sage est d'en prendre son parti.

Une fois le tissu du derme relâché, l'embonpoint seul peut atténuer la profondeur des sillons que l'âge ou les chagrins ont creusés.

La couche superficielle de la peau, appelée ÉPIDERME, est formée par une membrane de nature cornée, de l'épaisseur d'une feuille de papier.

Cet épiderme, ou *surpeau*, qui se moule absolument sur le

derme dont il suit les sinuosités, n'est qu'un vernis organique, demi-transparent, destiné à protéger le derme contre les injures de l'air et les ébranlements excessifs. Étant complètement dépourvu de nerfs, il est insensible au froid, au chaud, aux brûlures, aux piqûres.

GEORGET

Tiens, tiens, tiens ! Je comprends maintenant pourquoi je

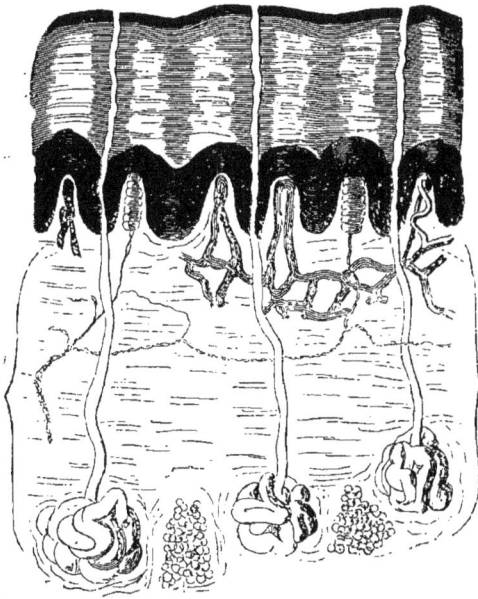

COUPE DE LA PEAU HUMAINE.

pouvais quelquefois m'amuser à passer une aiguille dans ma peau sans me faire de mal : c'est que je l'enfonçais dans l'épiderme !

MADAME LAURIN

Oui, mais si par maladresse tu avais atteint le derme, il en aurait été autrement.

HENRIETTE

Les papilles tactiles y sont distribuées d'une façon très inégale, n'est-ce pas?

MAURICE

Nous savons déjà que c'est dans les parties où elles sont
le plus nombreuses que le Toucher est le plus délicat.

M. CONTY

Aussi les saillies de la paume des mains et du bout des doigts
en sont-elles largement pourvues, tandis que le revers de la
main n'en possède que fort peu.

GEORGET

Voilà donc pourquoi la peau du bout de mes doigts et celle
du creux de ma main ne ressemblent pas à celle de mon bras?

HENRIETTE

Est-ce que les petites éminences contournées et serrées
dont veut parler Georget seraient les fameuses papilles sensitives?

M. CONTY

Précisément. L'épiderme, qui tapisse le derme, suit exactement les circonvolutions saillantes de ces papilles et, comme
elles sont moins nombreuses dans la peau du bras que dans
celle de la main, l'épiderme n'y a pas absolument le même
aspect.

GEORGET

Puisque nous avons tous une peau fabriquée de même,
pourquoi y-a-t-il au monde des hommes blancs, noirs, jaunes,
rouges?

MADAME LAURIN

Voilà une question sagace.

HENRIETTE

Au fait, c'est vrai. Et parmi les hommes blancs, pourquoi y a-t-il des teints clairs et foncés ? De quoi dépendent ces colorations variées ?

M. CONTY

D'une substance brunâtre, le *pigment*, placée dans l'épiderme.

Si mince qu'il soit, l'épiderme est composé de trois couches de cellules superposées : les cellules superficielles aplaties comme des écailles, les cellules moyennes connues en anatomie sous le nom de corps *muqueux de Malpighi*, et les *cellules* qui renferment les petits grains noirs du pigment.

Cette matière colorante de la peau est plus ou moins abondante selon les races. La race nègre est celle qui en est le plus largement pourvue.

C'est ce pigment qui donne au teint des blancs les nuances diverses que vous remarquez chez les individus; c'est à la surabondance du pigment sur un point quelconque de la peau que sont dus les grains dits *de beauté* et les *taches de rousseur*.

HENRIETTE, avec un effroi simulé.

Sommes-nous assez malheureux ! Je vois bien qu'il faut vivre avec la peau qu'on a comme avec les rides qui vous viennent !

GEORGET

Mais alors, grand-papa, les nègres ne sont donc noirs qu'à la surface ?

MAURICE, éclatant de rire.

T'imaginais-tu par hasard qu'ils sont noirs au dedans comme au dehors ?

M. CONTY

Détrompe-toi, mon petit ami, et ne sois pas trop fier de ta supériorité d'homme blanc, si toutefois supériorité il y a !

Quand un nègre brûle ou déchire son épiderme, il est aisé d'apercevoir sous l'ampoule, ou au fond de la blessure, un derme aussi rose que le tien.

MAURICE

Le climat n'a-t-il pas aussi une grande part dans cette coloration de la peau ?

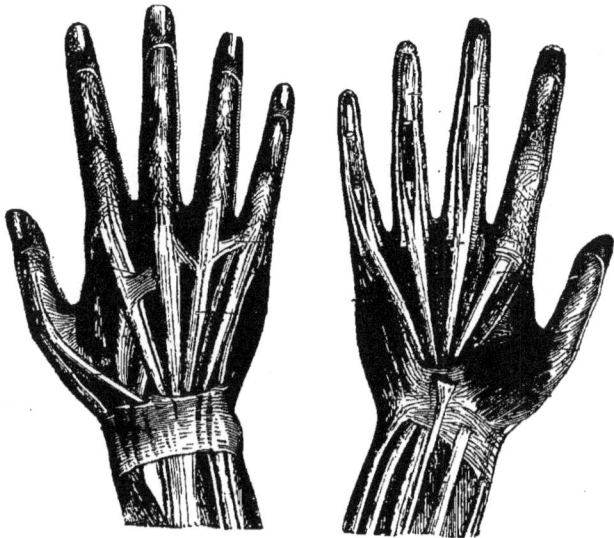

ANATOMIE DE LA MAIN DE L'HOMME.

M. CONTY

Il est bien prouvé que la chaleur humide développe outre mesure la substance pigmentaire et que les nègres les plus noirs habitent des contrées chaudes et marécageuses.

D'un autre côté, l'air vif, et particulièrement celui de la mer, les rayons d'un soleil ardent, contribuent, en agissant sur les cellules écailleuses, à colorer et à brunir la peau des blancs.

C'est pour cette raison que les marins qui ont séjourné dans les régions équatoriales en reviennent si hâlés !

GEORGET

Mais ils blanchissent après?

M. CONTY

Plus ou moins. Il est certain que lorsque la surface de l'épiderme *pèle*, c'est-à-dire lorsque les cellules écailleuses tombent,

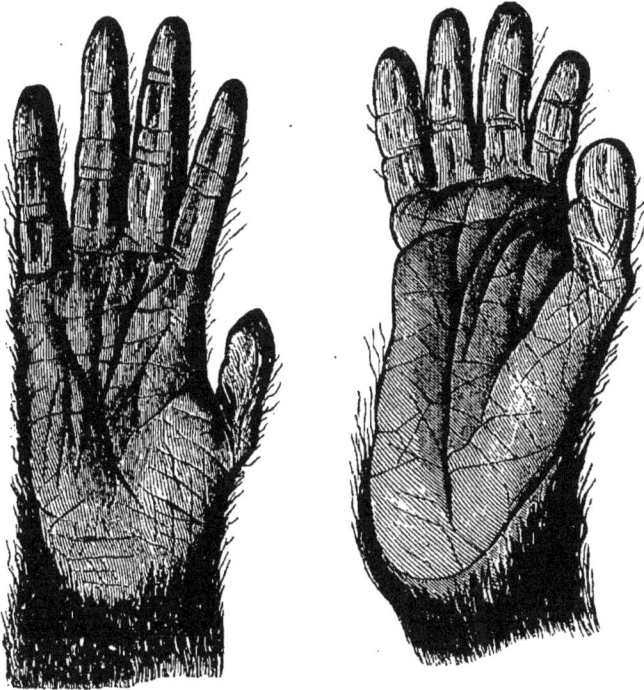

MAIN ANTÉRIEURE ET POSTÉRIEURE DU SINGE.

repoussées par des cellules nouvelles, lorsqu'on fait peau neuve, en un mot, le hâle s'atténue ou disparaît.

MADAME LAURIN

Si bien que les personnes qui ont la peau blanche peuvent conserver la fraîcheur de leur teint ou la blancheur de leurs mains en se mettant à l'abri des injures de l'air et des atteintes du soleil.

HENRIETTE

Voilà une conclusion en faveur de la mode des voilettes et des gants.

MAURICE

L'épiderme n'étant qu'une enveloppe insensible, son plus ou moins de finesse doit influencer la délicatesse du tact?

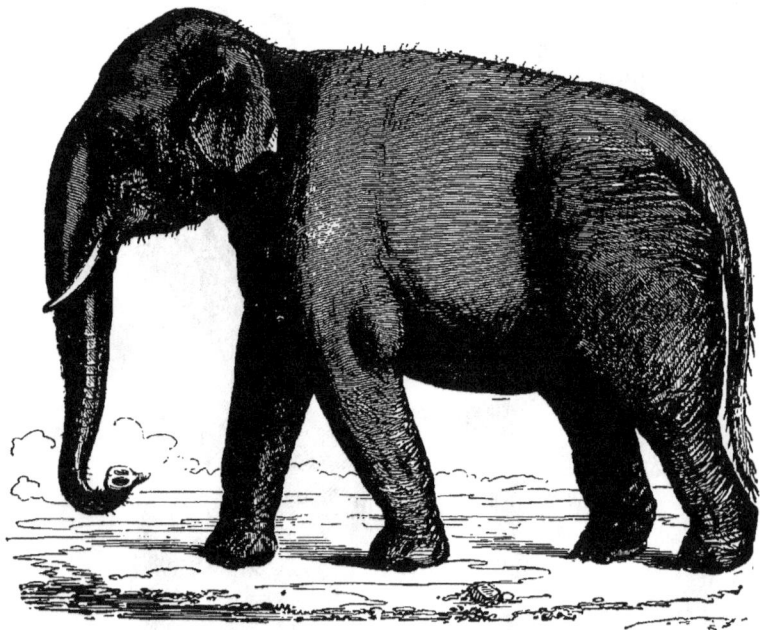

ÉLÉPHANT.

MADAME LAURIN

Il est évident que la sensation sera moins parfaite si un épiderme grossier et rugueux vient s'interposer entre les papilles et les objets palpés.

MAURICE

Il me semble que ce n'est pas seulement à l'abondance des nerfs que la main doit sa supériorité d'organe tactile.

M. CONTY.

La main est, en effet, admirablement conformée pour l'exercice du Toucher ; c'est l'appareil le plus propre à la *palpation*. La flexibilité des doigts triplement articulés, la possibilité d'opposer le pouce aux autres doigts, caractère qui distingue la main du pied, en forment une pince intelligente. De plus, l'articulation du poignet lui donne la souplesse qui lui permet de saisir, d'en-

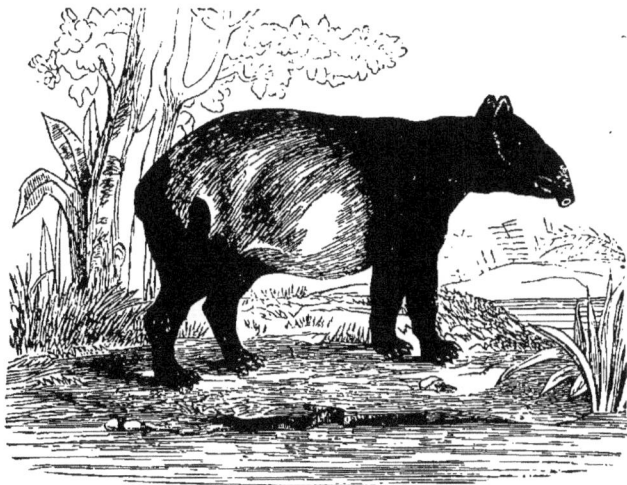

TAPIR.

velopper, une plus ou moins grande partie de la surface du corps et de palper les formes les plus variées.

MADAME LAURIN

Ajoutons que la mobilité de la main, qui peut se déplacer en promenant le contact sur toutes les surfaces et dans tous les sens, étend encore la puissance du Toucher.

GEORGET, ouvrant et fermant sa main avec un orgueil comique.

Avec quelle docilité mes doigts se plient et se courbent ! Comme tous ces petits os fonctionnent habilement !

Il n'y a donc que les hommes qui possèdent le sens du Toucher, puisque eux seuls ont des mains?

HENRIETTE

Tu oublies que les singes en ont quatre. A ce compte, ils seraient mieux doués que nous sous le rapport du Toucher.

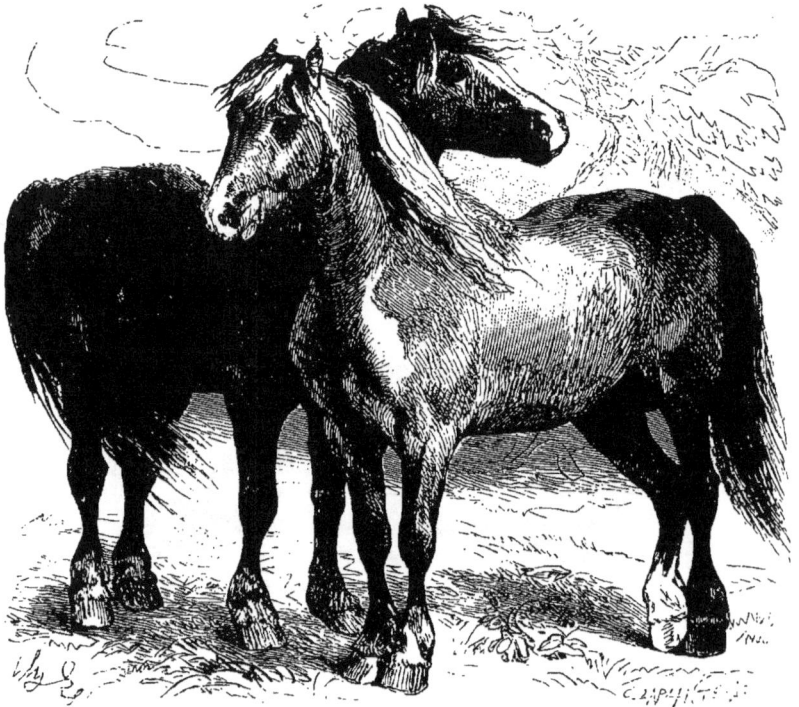

CHEVAUX

MAURICE

Je crois que, dans ce cas, la quantité ne supplée pas à la qualité, et que, en dépit de l'adresse proverbiale du singe, quatre mains de singe ne valent pas deux mains d'homme.

M. CONTY

D'autant mieux que les mains des singes servant plus à la locomotion qu'à la préhension, deviennent calleuses et par conséquent moins sensibles. Ajoutons encore que leurs doigts ne sont pas indépendants les uns des autres, comme les nôtres, et que leur pouce est beaucoup plus court.

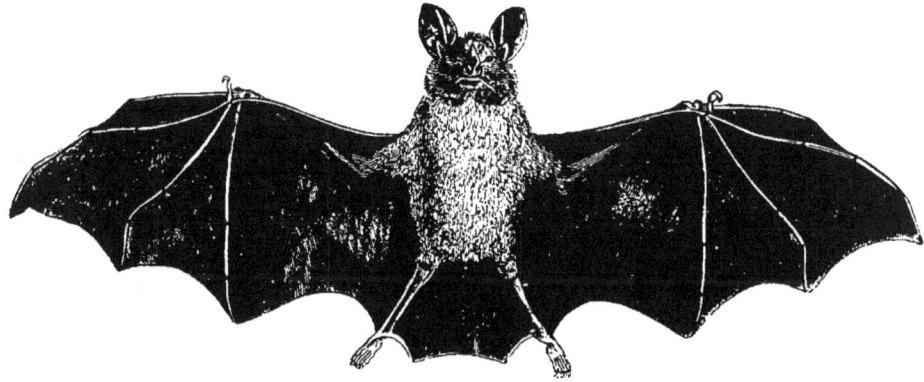

CHAUVE-SOURIS.

GEORGET

Les animaux qui n'ont pas de mains sont-ils donc privés du sens du Toucher?

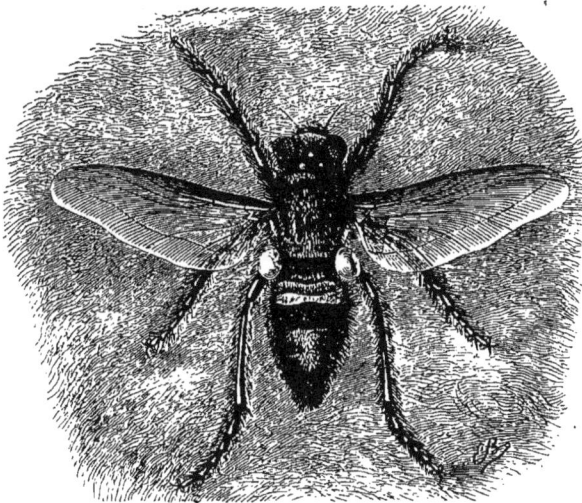

MOUCHE

MAURICE

La trompe de l'éléphant n'est-elle pas bien organisée pour palper?

M. CONTY

De même que le groin des cochons et le nez des tapirs. Le cheval et tous les ruminants palpent avec les lèvres.

Les chauves-souris, dont les doigts sont renfermés entre deux membranes, trouvent, dans ces sortes d'ailes, des organes de palpation d'une extrême sensibilité.

On a vu des chauves-souris aveugles voler, sans se heurter, à travers un labyrinthe de cordes tendues sur leur passage.

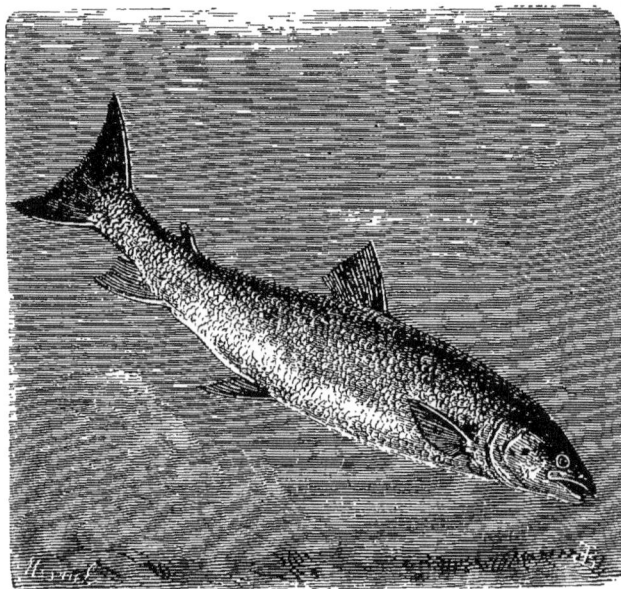

POISSON

GEORGET

Et Minet, qui n'a ni main, ni trompe, ni ailes, comment palpe-t-il?

M. CONTY

Tu ne t'en douterais jamais. Ton chat possède dans sa paire de moustaches de très utiles instruments, des organes de tact très déliés qui communiquent aux lèvres les secousses qu'ils reçoivent.

GEORGET.

Ah ! ah ! Je renonce maintenant à lui faire la barbe.

M. CONTY.

Tous les animaux dont nous venons de parler ont d'ailleurs

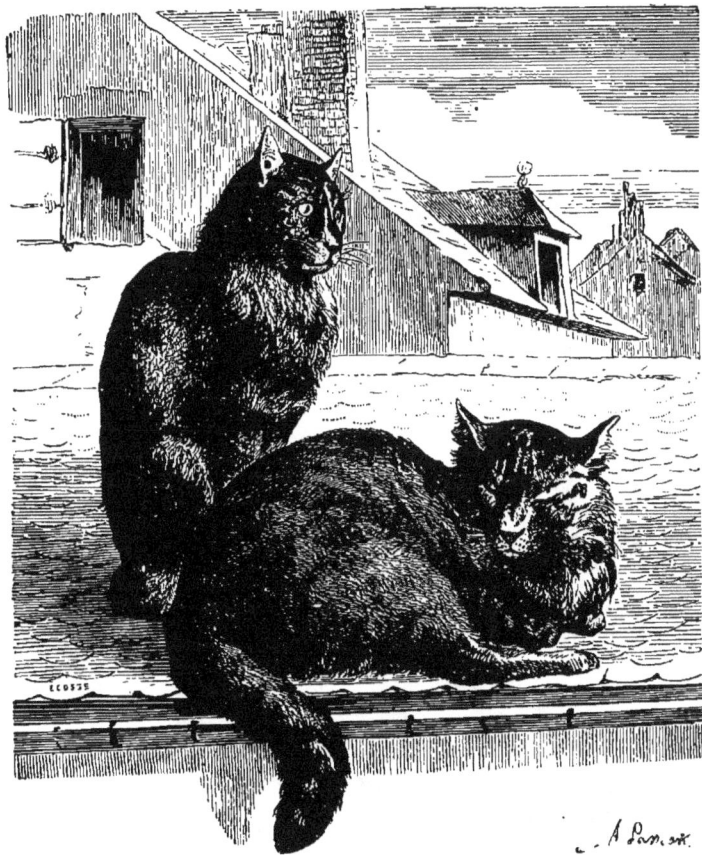

CHATS.

le don de palper avec leur langue bien pourvue de papilles tactiles. Du reste, les animaux qui n'ont pas la même ressource ne sont pas pour cela complètement disgraciés sous ce rapport.

Les poissons ont pour organes du Toucher des barbillons placés autour de la bouche ; les insectes ont des antennes qui, bien que destinées à d'autres usages, leur permettent d'explorer

la surface des corps et de reconnaître les aliments qui leur conviennent; les animaux inférieurs ont des tentacules d'une extrême sensibilité.

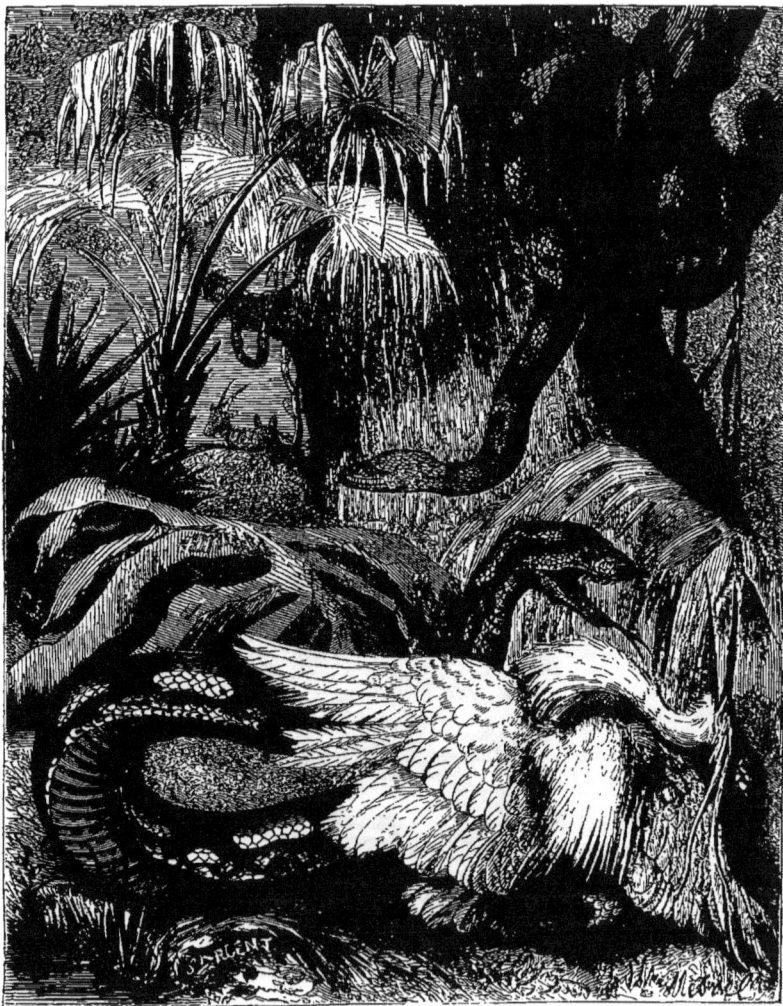

SERPENTS ENROULÉS.

GEORGET

Et les serpents? Ils n'ont rien de tout cela.

M. CONTY

Leur corps tout entier est à proprement dire un organe du

Toucher; ils ont la faculté de s'enrouler autour des corps qu'ils veulent saisir ou palper.

Vous remarquerez que, partout et toujours, les organes qui ont le sens tactile le plus développé sont doués d'une plus grande mobilité.

MADAME LAURIN

C'est bien vrai! Avec quelle complaisance la main se plie à toutes nos volontés! Que d'actes elle nous aide à accomplir!

GEORGET

C'est un bon domestique

MADAME LAURIN

Qu'il faut savoir diriger.

MAURICE

C'est mieux qu'un domestique, c'est un bon ouvrier d'autant plus adroit et plus habile qu'il est plus exercé et qu'il est mieux dirigé par la réflexion.

M. CONTY

En effet, l'intelligence, sans le secours de la main, ne pourrait que concevoir sans exécuter. C'est leur concours intelligent qui a créé l'industrie humaine.

MADAME LAURIN

N'est-ce pas la main des grands artistes qui a produit les chefs-d'œuvre de la gravure, de la peinture et de la sculpture, en transmettant leur pensée, par l'intermédiaire du Toucher, au burin, au pinceau et à l'ébauchoir?

HENRIETTE

N'est-ce pas la main du musicien qui sait tirer d'un violon, d'un piano muets, l'harmonie savante et les divines mélodies qui enchantent l'oreille et transportent le cœur?

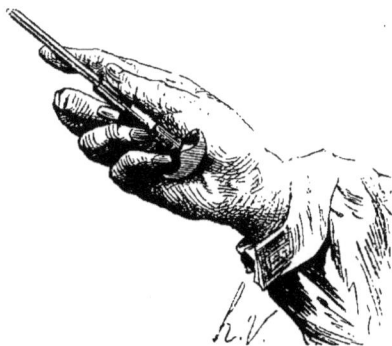

MAIN TENANT UN BURIN

MAURICE

Quel merveilleux instrument que la main !

M. CONTY

Surtout quand on sait la manière de s'en servir.

GEORGET

Moi aussi je fais beaucoup de choses avec la main : j'écris, je découpe des images, je joue à la balle, je caresse mon chat, et il comprend que c'est parce que je l'aime.

MAURICE

Ce que dit Georget m'amène à penser qu'il y a dans une poignée de mains une expression qui ne trompe pas.

MADAME LAURIN

Tu as raison, mon cher Maurice. En serrant la main d'un véritable ami, on partage avec lui une impression que le langage ne traduirait pas mieux.

HENRIETTE, se penchant vers sa mère.

Si le sens du Toucher est au service de l'intelligence, il est aussi au service du sentiment. Je ne connais pas de sensation plus douce que le baiser d'une mère.

CHAPITRE III

La famille était réunie sous le pavillon rustique du jardin. Maurice s'essayait à dessiner d'après nature sous la direction de son grand-père; Henriette cousait à côté de sa mère; Georget, assis devant une table chargée de petits morceaux de formes géométriques, était absorbé par la combinaison d'une architecture d'équilibriste et ne prêtait qu'une oreille distraite à la conversation.

HENRIETTE

Grand-père, est-ce que tu voudrais bien nous permettre de reprendre notre causerie sur le Toucher? J'ai bien réfléchi à tout ce que nous avons appris hier, et cela me donne l'envie d'en savoir davantage. Il y a encore tant de choses qui m'émerveillent, que j'admire et que je ne comprends pas!

Pourquoi, par exemple, me suffit-il de palper un objet pour le reconnaître? Pourquoi le velours et la soie me semblent-ils doux et les étoffes de laine sèches et rugueuses? Pourquoi le bois, le fer, le marbre, me font-ils éprouver des sensations différentes?

MAURICE

Par quel miracle le contact avec notre peau nous est-il connu?

MADAME LAURIN

Oui, comment pouvons-nous, sans le secours de notre œil, dans la plus profonde obscurité, apprécier par le seul Toucher la substance des corps, leur forme, la nature lisse ou raboteuse de leur surface, leur degré de température ?

GEORGET

Quand je joue à colin-maillard, c'est comme si j'étais aveugle. Eh bien ! je puis reconnaître la personne que j'ai attrapée en passant ma main sur sa tête, sur sa figure, en palpant ses vêtements, en lui prenant la main...

M. CONTY

La finesse de ton Toucher est alors mise à l'épreuve ainsi que ton intelligence. La *perception* est en effet le résultat d'un jugement ; c'est une véritable opération intellectuelle suscitée par une impression de contact. Vous allez me comprendre.

De chaque point de la peau partent des cordons nerveux qui se réunissent, sans toutefois se confondre, en rameaux, en branches, en troncs de plus en plus serrés et qui aboutissent au cerveau, centre de la perception. Lors donc que vous touchez un objet, les papilles tactiles, impressionnées par le contact, communiquent leur ébranlement à ces cordons nerveux, qui, à leur tour, portent la sensation au cerveau en lui révélant l'intensité et la nature du contact.

MAURICE

Absolument comme dans les télégraphes électriques ! Les papilles tactiles sont les stations d'expédition, et le cerveau le grand bureau central d'arrivée.

MADAME LAURIN

La comparaison me semble juste.

M. CONTY

La similitude est assez grande pour que les physiologistes aient souvent comparé les cordons nerveux à des fils télégraphiques qui reçoivent les impressions et transmettent les volontés.

HENRIETTE

Il y a encore un autre point de similitude, c'est que les dépêches n'arrivent pas toujours exactement à destination. Je me suis aperçue souvent que j'avais été touchée ou froissée sans en avoir été avertie à temps.

M. CONTY

C'est qu'au moment du contact tu étais préoccupée, distraite, que ton attention était fixée ailleurs.

HENRIETTE

C'est bien possible.

MAURICE

Il nous faut donc de la présence d'esprit pour ressentir des sensations physiques qui n'ont pas autrement d'intérêt?

M. CONTY

Le cerveau a une activité bornée et ne peut se multiplier au point de remplir simultanément de nombreuses fonctions. C'est pourquoi l'on donne improprement le sobriquet de *distraits* aux gens qui, précisément, ne le sont pas du tout et restent tellement absorbés par une idée que leurs sens ne se laissent pas exciter facilement.

MADAME LAURIN

Dans le cas particulier dont tu parles, la *sensation* se manifeste bien, mais la *perception* n'a pas lieu.

M. CONTY

Justement. L'intelligence, bien que liée d'une façon intime avec la vie sensitive, n'est pas absolument et constamment à son service.

MAURICE

Nous ne devons pas croire à l'infaillibilité de nos perceptions ?

M. CONTY

Oh! mais non. Nous sommes parfois trompés, dupés, par nos sens d'une façon grossière ; non seulement parce que les sensations ne sont pas perçues dans certaines circonstances particulières, mais encore parce que les indications que nous donne le cerveau sont erronées. Maurice, passe-moi un peu de mie de pain.

Viens ici, mon petit Georget. Croise de cette façon l'*index* et le *médius*, et touche cette boulette de mie de pain que je pose sur la table. Quelle sensation éprouves-tu ?

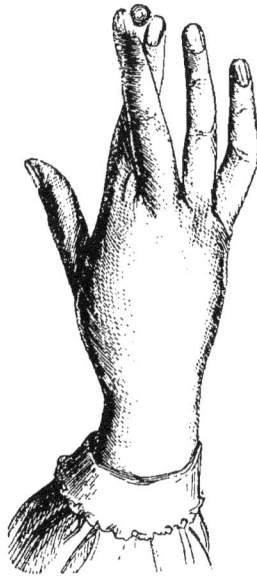

BOULETTE DE MIE DE PAIN ENTRE L'INDEX ET LE MÉDIUS.

GEORGET

Suis-je maladroit ! J'ai cassé la boulette en deux. (*Enlevant la main.*) Oh! que c'est drôle ! Il n'y en a qu'une et j'en sens très bien deux. Comment cela se fait-il ?

HENRIETTE

Voyons un peu. C'est parfaitement vrai. Quoique je sache qu'il n'y a qu'une seule boulette, j'éprouve la même sensation que si j'en tenais deux sous mon doigt.

MADAME LAURIN

Comment expliquer cette aberration du cerveau?

M. CONTY

D'une façon très simple. Si je prends cette boulette entre le pouce et l'index, ou bien entre l'index et le médius dans leur position naturelle, j'aurai la sensation d'une seule boulette. Je saurai cela *par expérience*, parce que j'ai l'habitude de saisir un objet de cette manière.

Mais, en croisant l'index et le médius, les nerfs qui partent des bords extérieurs de mes doigts n'étant pas habitués à entrer en communication, transmettent séparément la sensation qu'ils reçoivent, et la perception est double.

C'est par une illusion analogue que les amputés croient quelquefois souffrir de la jambe ou du bras qui leur manque.

HENRIETTE

Alors, quand on cherche plaisamment à s'excuser en disant cette banalité : c'est une erreur de mes sens, il se trouve qu'on peut dire la vérité en riant.

M. CONTY

Les illusions des sens ne sont pas rares. On pourrait en citer de nombreux exemples.

MAURICE

Les nerfs qui sont disséminés, ramifiés, en plus ou moins grand nombre dans notre peau ne nous donnent-ils que la sensation du Toucher?

M. CONTY

Oui. Les fibres nerveuses qui desservent toutes les parties de la peau et prennent séparément naissance dans le cerveau ou dans la moelle épinière n'ont que cette fonction spéciale.

MADAME LAURIN

Et quand, par accident ou par maladie, une portion de ces nerfs est atteinte, la partie de la peau correspondante est nécessairement privée de sensibilité?

HENRIETTE

Il faut que le système nerveux soit bien compliqué, puisque chaque sensation, chaque impression, est reçue par des nerfs spéciaux.

M. CONTY

A chacun son métier; à chacun sa fonction; les choses n'en vont que mieux.

MADAME LAURIN

Il en est de même de tout. On ne fait jamais bien deux choses à la fois.

MAURICE

C'est comme dans l'industrie : la division du travail amène économiquement la perfection des produits.

M. CONTY

Ne trouvez-vous pas que les nerfs de la peau aient bien assez à faire ?

HENRIETTE

. Oh! si; puisqu'ils ont à nous faire connaître par le *tact*, par le *sens de la palpation*, comme tu dis, la forme de tous les corps.

M. CONTY

Et par l'acte de la *pression*, ils nous renseignent sur la puissance d'une étreinte, l'intensité du vent, l'activité musculaire. Et ils nous transmettent encore, sous l'influence de la *température*, les impressions du chaud et du froid.

HENRIETTE

Voilà des fonctions bien diverses !

MADAME LAURIN

C'est vrai ; c'est par la peau qui nous enveloppe de toutes parts et nous protège que nous sommes informés si le milieu dans lequel nous entrons est plus ou moins chaud et qu'il y fait plus ou moins de vent.

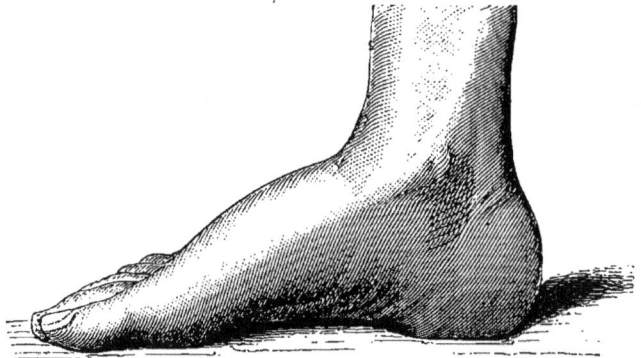

PIED.

HENRIETTE

Une autre question. N'est-ce pas bien étonnant que le pied, qui a tant d'analogie avec la main, ne possède pas comme elle la faculté du Toucher ?

M. CONTY

Il n'en est pas dépourvu. Mais le pied étant surtout un organe locomoteur, sa puissance tactile tend à s'amoindrir au lieu de se développer. N'avez-vous jamais entendu parler de personnes privées de bras qui avaient appris à utiliser leurs pieds en guise de mains ?

GEORGET

Elles tenaient leur cuiller et leur fourchette avec leurs pieds ?

M. CONTY

Elles faisaient mieux encore. On en a vu qui, à l'aide de leurs

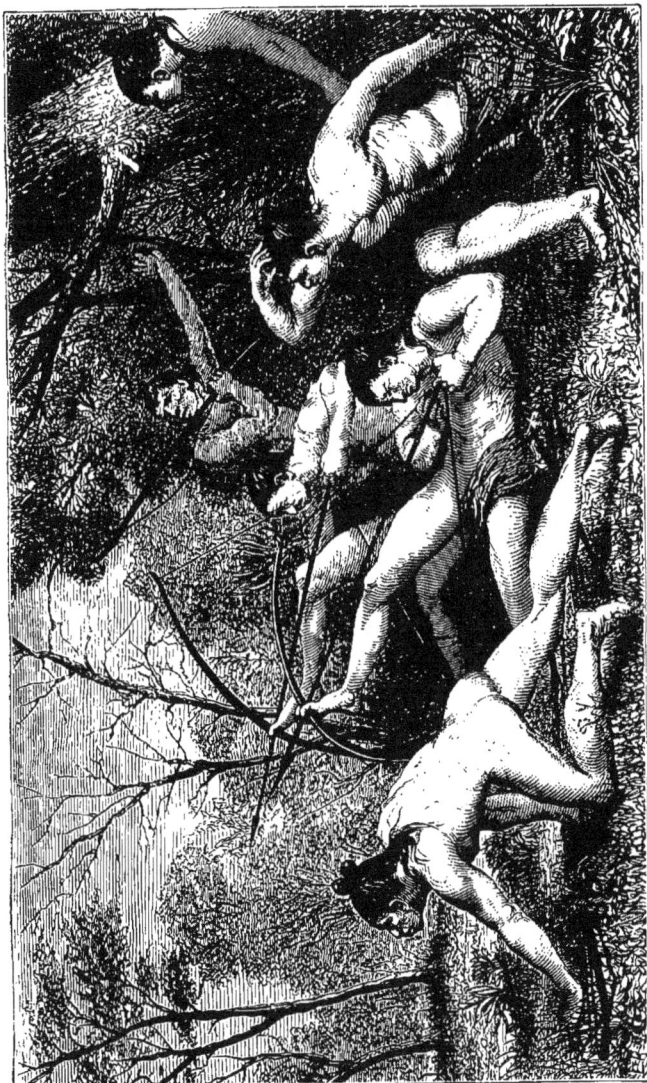

SAUVAGES TIRANT DE L'ARC.

pieds cousaient, écrivaient et peignaient d'une façon remarquable.

MADAME LAURIN

J'ai entendu parler d'un peintre du nom de Ducornet qui, né sans bras, peignait avec son pied.

M. CONTY

Ducornet est mort à Lille, il y a peu d'années, et le musée de cette ville possède un de ses tableaux. Actuellement on peut rencontrer au musée d'Anvers un artiste, également privé de bras, qui copie les chefs-d'œuvre des grands maîtres.

GEORGET

Je voudrais bien le voir peindre avec son pied.

MAURICE

Alors je ne dois plus m'étonner d'un fait qui m'avait pourtant paru bien extraordinaire. Je veux parler des Indiens du Brésil qui tirent de l'arc avec leurs pieds.

GEORGET

Oh! je les ai vus! C'est-à-dire que j'ai vu une gravure qui les représente renversés sur le dos, tenant l'arc entre deux orteils et amenant avec leurs deux mains la corde à la hauteur de leurs yeux pour viser.

M. CONTY

Quoique le temps soit beau, je suis averti, par les impressions du Toucher, que je me refroidis et que nous sommes restés assez longtemps immobiles. Gare aux rhumatismes! Allons faire un tour de bois, nous reviendrons par le potager et nous pourrons stationner à l'abri de la serre pour reprendre notre entretien. Cela reposera votre attention.

CHAPITRE IV

ÉDUCATION PAR LE TOUCHER

MADAME LAURIN

De tout ce que nous disions tout à l'heure, il résulte qu'en exerçant le sens du Toucher nous pouvons parvenir à une délicatesse de sensation, à une finesse de perception que nous sommes loin d'atteindre dans les conditions ordinaires.

MAURICE

Ne raconte-t-on pas que le célèbre Michel-Ange, devenu aveugle dans sa vieillesse, palpait les statues antiques et parvenait ainsi à en admirer encore la beauté?

M. CONTY

Ce qui vous semblera plus merveilleux encore, c'est que la main d'un aveugle puisse non seulement admirer une statue, mais bien en créer. Nous avons pu voir, à l'une des expositions des beaux-arts de ces dernières années, l'œuvre d'un sculpteur aveugle.

Le fameux Saunderson, devenu aveugle dès sa plus tendre enfance, ne fut-il pas un des plus célèbres professeurs de l'université de Cambridge, où l'on écoutait avec admiration ses leçons sur la lumière et sur l'optique?

Il était parvenu à une telle délicatesse de tact que, dans

une collection de médailles, il reconnaissait au Toucher les pièces fausses des pièces authentiques.

HENRIETTE

Je savais bien que les aveugles lisaient avec leurs doigts des caractères en relief et que chez eux le Toucher supplée, dans une certaine mesure, à la vue; mais je n'aurais jamais soupçonné que ce fût à ce point.

M. CONTY

Je puis vous citer des faits plus incompréhensibles encore.

GEORGET, venant se placer entre les genoux de M. Conty.

Oh! grand-père, je t'en prie, raconte-nous des histoires. Tu m'as dit que tu en savais beaucoup. J'aime tant les histoires vraies.

M. CONTY

Celles que j'ai à vous raconter sont loin d'être gaies, mais on y trouve un grand enseignement.

Pouvez-vous vous figurer, mes chers petits-enfants, vous qui êtes assez heureux pour voir, entendre, goûter et sentir, qu'il y ait des êtres assez malheureux, assez disgraciés, pour en être réduits au seul sens du Toucher?

HENRIETTE

Il me semble qu'on ne serait pas trop malheureux sans goûter ni sentir, mais ne plus voir le jour, les arbres, la verdure, les personnes qu'on aime; ne plus entendre les voix, la musique, le vent, ce doit être bien triste!

M. CONTY

Un officier de la marine anglaise fut pourtant assez malheureux pour vivre longtemps de cette manière. Cet infortuné perdit, à la suite d'un terrible accident, les sens de la vue, de l'ouïe, du goût et de l'odorat, ainsi que la parole.

HENRIETTE

Sans voir, sans entendre, sans parler, et sans sentir, le monde devait être pour lui comme s'il n'existait pas !

MAURICE

Il reconnaissait l'existence des choses qu'il touchait.

GEORGET

Mais il ne pouvait plus parler à personne et personne ne pouvait lui parler?

MADAME LAURIN

Le malheureux n'entrait plus en communication avec âme qui vive !

M. CONTY

C'est une erreur, ma fille. On avait trouvé moyen de se mettre en rapport avec lui en traçant, dans le creux de sa main, des lettres qui formaient des mots dont il saisissait le sens avec autant de rapidité que s'ils eussent été articulés. Il y répondait en employant le même procédé.

Sa femme, qui ne l'a jamais quitté un instant, conversait constamment avec lui, afin d'adoucir l'affreux isolement des ténèbres qu'il habitait.

MAURICE

Pauvres gens !

M. CONTY

Longtemps on a vu ce couple malheureux errer tous les matins sur la plage de Plymouth. Ma mère, qui les a rencontrés bien des fois, ne pouvait, vingt ans après, en parler sans avoir les larmes aux yeux.

HENRIETTE

Comme cette femme devait souffrir !

MADAME LAURIN

Peut-être plus que son mari.

M. CONTY

Eh bien ! mes enfants, le croiriez-vous ? Cet homme prétendait éprouver encore de grandes jouissances. Quand s'élevait le matin la brise de mer, il écartait ses vêtements, découvrait sa poitrine, pour recevoir ce qu'il appelait les caresses de la brise, aspirait l'air à pleins poumons et son visage, si tristement ravagé, s'illuminait encore d'une expression de bonheur.

MADAME LAURIN

Il y a donc encore sur cette terre des joies pour les plus malheureux !

M. CONTY

En y réfléchissant, on n'est pas encore très étonné de voir un homme intelligent, instruit avant l'horrible catastrophe qui l'a privé de quatre sens, comprendre et se faire comprendre à l'aide de signes perçus par le Toucher. Il connaissait une langue, il était familiarisé avec la lecture et l'écriture, il n'avait qu'à se souvenir... Mais ce que vous aurez peine à concevoir c'est qu'une petite fille, privée de tous les sens, à l'exception de celui du Toucher, avant de recevoir aucune instruction, ait pu être mise en communication avec le monde extérieur. C'est le meilleur exemple que l'on puisse donner de l'importance capitale du Toucher.

MADAME LAURIN

Il me semble pourtant qu'on se trouve là devant une impossibilité absolue.

M. CONTY

Si le fait est incroyable, il n'en est pas moins vrai. Il a été

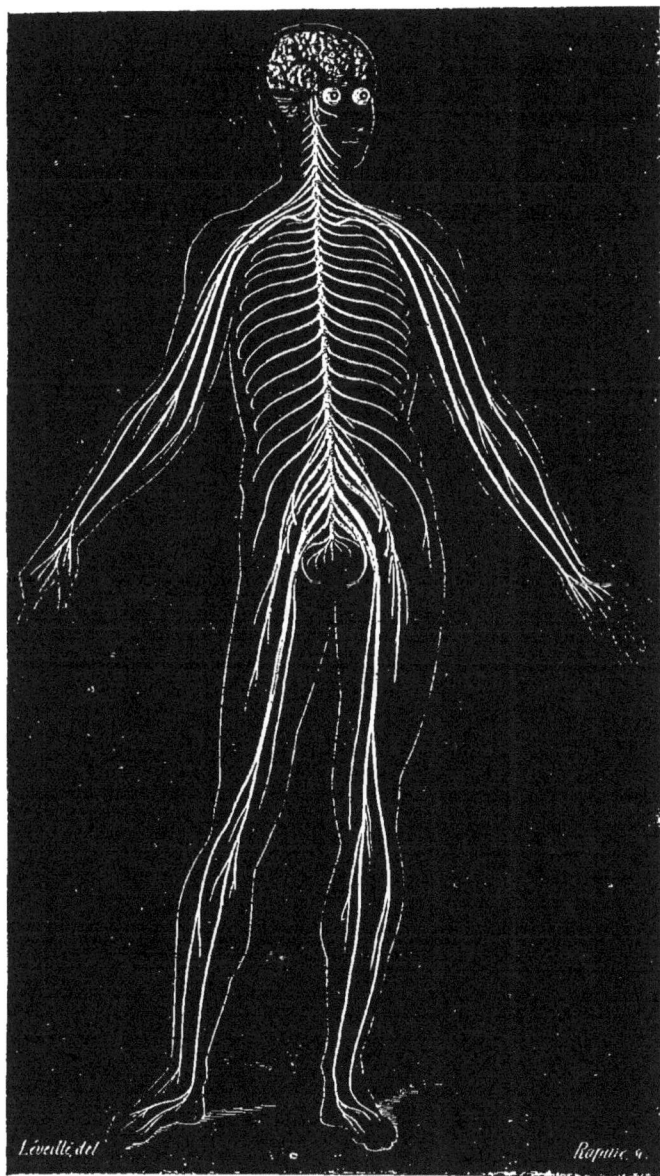

Léveillé del   Raquet sc.

SYSTÈME NERVEUX

constaté de la façon la plus authentique par l'enquête sérieuse d'une réunion de savants.

Écoutez cette lamentable histoire. Vous ne l'entendrez pas sans qu'il se mêle à votre compassion un sentiment d'admiration quand vous verrez jusqu'à quel point l'intelligence et le dévouement des hommes peuvent consoler les infortunes et réparer les funestes erreurs de la nature.

Laura Brigman, dont les parents habitaient une petite ville des États-Unis, n'avait, dès sa première enfance, conservé, à la suite d'une maladie cruelle, que le sens du Toucher.

GEORGET

Elle était sourde, muette et aveugle ?

M. CONTY

N'ayant ni goût, ni odorat, elle n'éprouvait pas même la plus légère jouissance matérielle. La pauvre petite vécut ainsi, jusqu'à l'âge de sept ans, dans l'isolement, au milieu du silence et de l'obscurité, absolument comme si elle eût été ensevelie vivante. On n'avait trouvé qu'un seul moyen de communiquer avec elle : de petits coups frappés sur la tête étaient un signe d'approbation ; quelques coups dans le dos, un signe d'improbation.

MADAME LAURIN

Il n'y avait pas là de quoi influencer beaucoup son éducation intellectuelle et morale.

M. CONTY

Laura était arrivée, sans le secours de personne, à sonder et à scruter tous les recoins de la maison. Elle avait, toute seule, pris connaissance de la forme, de la dimension et du poids de tous les objets qui lui tombaient sous la main ; elle avait une vague idée de leur distance les uns des autres.

GEORGET

Comme elle devait s'ennuyer !

HENRIETTE

Pauvre enfant ! Vivre ainsi près de sa mère sans la connaître et sans pouvoir l'aimer !

M. CONTY

Tu te trompes. Elle n'était pas encore malheureuse à ce
point : les facultés affectueuses s'étaient développées chez elle.

HENRIETTE

Ses manifestations affectueuses devaient être très bornées.

M. CONTY

Sans doute. Pourtant elle aimait à différents degrés sa
mère, son père, ses frères et ses sœurs.

GEORGET

Et ils l'aimaient aussi ?

MADAME LAURIN, l'embrassant.

On l'aimait d'autant plus qu'elle était plus malheureuse.

M. CONTY

Hélas ! à mesure qu'elle avançait en âge, on voyait son intelligence faiblir et il était facile de prévoir qu'elle ne tarderait
pas à ne plus obéir qu'aux instincts les plus grossiers.

C'est alors que le docteur Howe l'emmena à l'Institut des
aveugles de Boston.

GEORGET

C'était bien cruel de la mettre avec des aveugles qui pouvaient
encore moins se faire comprendre que ses parents.

M. CONTY

Au contraire, mon petit ami. Là, on s'occupa beaucoup de

son éducation et de son instruction. A peine vingt-huit mois s'étaient écoulés que, à l'aide des procédés les plus ingénieux employés graduellement et patiemment, elle connaissait le nom d'une multitude d'objets qu'on mettait à sa disposition.

GEORGET

A quoi cela lui servait-il de savoir le nom des choses ?

HENRIETTE

Comment pouvait-on lui enseigner le nom des objets, puisqu'on ne pouvait lui faire voir, ni lui faire entendre le premier mot ?

MAURICE

Comment traduire des mots qu'elle ignore avec des caractères qu'elle ne connaît pas ?

MADAME LAURIN

Comment lui faire comprendre le rapport du nom à la chose ?

M. CONTY

C'est une merveille qui tient du miracle : elle a appris à lire et à écrire.

GEORGET

Apprendre à lire et à écrire sans voir clair et sans entendre !

HENRIETTE

Dis-nous vite comment.

M. CONTY

On collait sur chaque chose le nom qui lui convenait en caractères saillants qu'on lui faisait palper. C'est ainsi qu'elle finit par comprendre le rapport du nom à l'objet.

On lui fit ensuite palper le nom séparé de la chose. Puis, lui mettant dans la main chaque lettre à part, elle recomposait les mots.

MAURICE

En vingt-huit mois! Il y a des enfants clairvoyants qui mettent presque autant de temps pour apprendre à lire.

MADAME LAURIN

Jusque-là c'est le côté machinal qui domine dans ces exercices, mais la grande difficulté n'est pas vaincue. Comment tenter de faire entrer les idées abstraites dans cet esprit étranger aux phénomènes qui les fait naître ?

M. CONTY

On y réussit après des efforts inouïs, après des tentatives sans cesse renouvelées, après des tâtonnements que guidaient la sagacité et l'expérience du docteur Howe.

On lui fit comprendre le rôle de l'adjectif, de la préposition et du verbe. Elle se fit enfin une syntaxe particulière des plus simples qui lui permettait d'exprimer sa pensée.

En lui conduisant la main, en guidant ses lignes avec une réglette, on lui apprit à écrire. A partir de ce moment elle prit part à la vie morale.

MAURICE

C'est admirable !

HENRIETTE

C'est émouvant.

M. CONTY

En présence des merveilles que je viens de vous raconter, vous n'aurez plus de peine à admettre que la pauvre Laura Brigman ait pu être initiée aux grands faits de la création, aux idées et aux sentiments qui font la grandeur de l'humanité.

MAURICE

Ce triste exemple nous montre bien à quel degré de perfection un exercice attentif et constant peut amener un de nos sens.

M. CONTY

C'est certainement par une attention constamment en éveil que Laura, née d'ailleurs avec une grande intelligence et une grande mémoire, a accompli les prodiges qui ont émerveillé les physiologistes aussi bien que les psychologues.

HENRIETTE

Oh! oui, il lui a fallu une mémoire bien extraordinaire pour retenir tant de choses sur de si faibles indications.

M. CONTY

Vous en aurez une idée quand je vous aurai dit que Laura reconnaissait, après plusieurs années d'absence, les personnes dont elle avait quelquefois touché la main.

MADAME LAURIN

Vous voilà édifiés, mes enfants, sur l'importance des sensations et des perceptions que peut procurer le Toucher.

MAURICE

Il serait donc vrai, comme on l'affirme vulgairement, que la perte d'un sens entraîne l'amélioration des autres?

M. CONTY

Non pas; autant vaudrait dire, avec le personnage de Molière, qu'il faut se crever un œil pour rendre l'autre plus puissant et se couper un bras pour que l'autre profite mieux.

Les organes du Toucher et de l'ouïe ne changent pas de nature par cela seul que les organes de la vue sont perdus. S'ils sont plus déliés, plus subtils, plus parfaits chez les aveugles, c'est tout simplement parce que la nécessité les oblige à tirer le meilleur parti des sens qui leur restent et à en faire un usage plus fréquent et plus varié.

MADAME LAURIN

C'est ainsi que les personnes qui perdent accidentellement la main droite arrivent à donner une grande habileté à leur main gauche.

MAURICE

Soit; nous admettons que les sens se perfectionnent par l'exercice.

HENRIETTE

Il faut donc faire l'éducation de nos sens.

M. CONTY

Il est évident que si vous exercez plus souvent et plus attentivement votre Toucher, il se perfectionnera comme celui des aveugles et vous aurez en plus l'avantage d'y voir clair.

LE GOUT

CHAPITRE V

On était au dessert.

Quoi de plus délicieux qu'un dîner de famille ! On se retrouve le soir après les occupations et les devoirs qui vous ont séparés ; on se repose avec abandon des labeurs et des plaisirs de la journée ; on est en appétit, en bonnes dispositions de bienveillance et d'amabilité ; l'estomac, l'esprit et le cœur trouvent du même coup leur satisfaction.

Autour de la table ronde, table de l'égalité qui n'a ni haut bout ni bas bout, se trouvaient M. Conty ayant à sa droite Maurice, et en face de lui madame Laurin avec Henriette à sa droite et Georget à sa gauche.

La conversation animée n'était ni bruyante ni décousue. En enfants bien élevés, Henriette, Maurice et Georget ne parlaient pas tous à la fois ; ils attendaient poliment leur tour, et savaient écouter les autres. Quoique réglée par la bienséance, leur ration était assez abondante et ils avaient encore une large part à la causerie.

Sans aller jusqu'à exiler les enfants à la *nursery*, comme les Anglais, madame Laurin et M. Conty entendaient les maintenir dans une réserve et une discrétion trop rares dans les familles françaises, où les plus petits ont la plus grande place au foyer comme dans l'affection maternelle.

M. Conty et sa fille pouvaient s'entretenir de leurs affaires, traiter les sujets les plus sérieux, ils étaient écoutés même quand ils n'étaient pas compris et n'étaient jamais ni troublés ni interrompus.

Ce soir-là, Georget entamait à belles dents une pêche succulente et savoureuse qui lui arracha ce cri d'enthousiasme :

— Oh! maman, que c'est bon!

HENRIETTE, gaîment.

Voilà un cri du cœur!

MADAME LAURIN

Prends garde, mon petit chéri, tu deviendras gourmand!

M. CONTY

Pourquoi donc? Georget sera peut-être un *gourmet*, mais il ne sera pas un *gourmand*.

MAURICE

Il n'y a pas tant de différence.

M. CONTY

Je te demande bien pardon.

GEORGET

Tu dis, grand-papa, que je ne serai pas un gourmand parce que je ne mange pas sans avoir faim et que je serai peut-être un gourmet, parce que j'aime les bonnes choses, n'est-ce pas?

M. CONTY

C'est à peu près cela. Le gourmet est un délicat, un gastronome qui élève les soins culinaires à la hauteur d'une science et d'un art. Pour lui, manger est un plaisir raffiné, une source de grandes jouissances terrestres.

Le gourmand n'y regarde pas de si près. Pour lui, la quantité prime la qualité. Il ne mange pas pour vivre, il vit pour manger. Mieux encore, il mange pour manger! Il est toujours disposé à satisfaire brutalement un appétit factice.

Le gourmet a le SENS DU GOUT développé outre mesure ; le gourmand mange avec le désir prédominant des jouissances et sans une grande préoccupation des conditions hygiéniques.

MADAME LAURIN

Je ne veux pas que Georget soit un gourmand et je répugne à croire qu'il sera un gourmet. Je m'imagine que le bon Dieu nous a donné le sens du Goût pour nous permettre de choisir les aliments qui nous conviennent le mieux et non pour en faire une source de jouissances matérielles.

M. CONTY

Il ne faut pourtant pas aller d'un extrême à l'autre. Sans être aussi exclusif que le bonhomme Chrysale, on peut considérer comme providentiel l'attrait que nous trouvons dans les fonctions gastronomiques.

Les moments que nous passons tous ensemble à table ne sont-ils pas des plus heureux dans la journée? Chez les peuples civilisés comme chez les sauvages, les repas ont toujours joué un grand rôle. Toutes les fêtes se célèbrent à table. Les *toasts* et les *santés* unissent les verres et les cœurs. Est-ce que le *gâteau des Rois*, le *pudding de Noël*, les *crêpes du Mardi-gras* ne sont pas autant d'occasions de sceller les liens de famille et d'affection? N'est-ce pas dans leurs festins que les sauvages traitent les questions de guerre et de paix ?

Il est donc fort heureux, quand l'appétit nous invite à réparer nos forces, que le Goût change ce besoin en plaisir et nous élève au-dessus des animaux.

MAURICE

Qu'est-ce donc que le Goût à proprement parler, et comment s'exerce-t-il?

M. CONTY

Le fonctionnement de ce sens n'est pas encore parfaitement connu. Je vais, de ce qu'on sait, vous dire ce que je sais.

HENRIETTE

Tu peux nous ménager sur ce sujet.

GEORGET

Moi, je veux savoir tout ce qui a rapport au Goût.

HENRIETTE

Quelle bonne chance ! Voilà mon petit frère qui se passionne pour la science.

GEORGET

Tiens, je veux savoir pourquoi je trouve si bon ce qui est bon et s'il est permis d'aimer les bonnes friandises sans être un vilain gourmand.

MADAME LAURIN

Tais-toi, Georget, laisse parler ton grand-père.

M. CONTY

Vous avez vu que, dans l'exercice du toucher, le simple contact procure la sensation requise. Dans l'exercice du Goût, sens particulier, qui a beaucoup d'analogie avec le toucher, cela ne suffit plus. Il faut, lorsque les substances solides ont été broyées par les dents, que les parties *sapides* soient dissoutes par la salive et mises en contact avec la langue, organe spécial du Goût.

MAURICE

Si la langue est l'organe spécial du Goût, pourquoi dit-on d'un gourmet qu'il a le palais délicat et non qu'il a la langue délicate ?

M. CONTY

Il y a, sur la localisation de ce sens, beaucoup d'obscurité; les savants n'ont point encore découvert de nerf spécial du Goût. Tout ce qu'on sait, c'est que le palais ne possède que fort médiocrement la sensibilité *gustative*. La langue même est loin de posséder cette sensibilité au même degré en tous ses points. La ra- cine, la pointe, et les bords de la langue sont les par- ties les mieux appropriées à la *gustation*.

GEORGET

Quand on veut goûter si quelque chose est sucré ou salé, on y touche d'abord avec le bout de sa langue.

MAURICE

Tu es expert en ces ma- tières.

COUPE DE LA BOUCHE ET APPAREIL DU GOUT ET DE L'ODORAT

HENRIETTE

Comment se fait-il qu'on ne soit pas encore arrivé à se rendre compte d'un phénomène aussi vulgaire et en ap- parence aussi simple? Car enfin on mange sur terre depuis la création.

M. CONTY

C'est qu'il est bien difficile d'exciter isolément la sensibilité gustative de telle ou telle partie de la bouche sans que la sub- stance dissoute ne se déplace. Ce que l'on a pu constater, c'est que la surface de la langue est garnie de papilles nerveuses qui sont évidemment consacrées à la perception des saveurs.

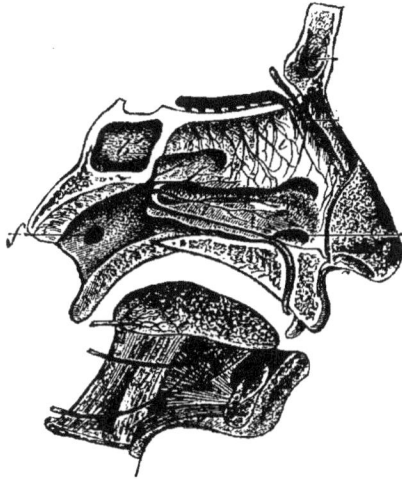

MADAME LAURIN

Sait-on si les blasphémateurs auxquels on coupait autrefois la langue perdaient en même temps le sens du Goût?

M. CONTY

La déglutition était pour eux un acte difficile et pénible. Il est probable que l'odorat avait chez ces malheureux une influence considérable sur le Goût et les aidait à percevoir les saveurs.

MAURICE

Ainsi ce n'est pas le Goût seul qui nous renseigne sur la qualité des aliments?

M. CONTY

Non. Le nez, qui est comme une sentinelle avancée, postée pour ainsi dire à la porte du Goût, contrôle les aliments et ne laisse pénétrer que ceux qui sont admissibles.

Tout à l'heure, Georget, en prenant sa pêche, a d'abord été charmé par le parfum qui s'en exhalait; lorsqu'il a mordu dedans, il a éprouvé une sensation de fraîcheur acidulée qui l'a engagé à continuer.

HENRIETTE

L'eau lui en venait à la bouche.

M. CONTY

Mais c'est seulement au moment de la déglutition, lorsque la bouchée a passé sous les fosses nasales, que notre gourmet a perçu la saveur qui lui a arraché ce cri enthousiaste : Oh ! maman, que c'est bon !

On peut donc croire que le Goût et l'odorat agissent simultanément et il serait assez difficile de déterminer la juste part qu'ils prennent dans les sensations gustatives.

HENRIETTE

Cependant il me semble que je ne confonds jamais les sensations du Goût et celles de l'odorat.

M. CONTY

Tu peux être trompée souvent. Quand un mets est assaisonné avec des aromates différents, il donne des sensations différentes qu'on attribue au Goût et qui dépendent de l'odorat. En effet si, pour déguster ce mets, on ferme les lèvres en se bouchant le nez, on constate une seule et même saveur gustative quels que soient les assaisonnements aromatiques.

Combien d'aliments réduits à leur propre saveur paraîtraient fades si l'odorat ne venait pas compléter la sensation !

MADAME LAURIN

Voilà sans doute pourquoi nous trouvons nos aliments insipides quand nous sommes *enrhumés du cerveau* et que la membrane pituitaire est irritée.

GEORGET

Tu vois bien, Henriette, que j'ai raison de me boucher le nez quand on me fait prendre des remèdes qui sont si amers.

HENRIETTE

Tu préfères ce qui est sucré.

GEORGET

Et toi aussi, je suppose.

MADAME LAURIN

Ce n'est pas une raison : ce qui répugne aux uns peut plaire aux autres. Tu recherches les sirops et les sucreries, Henriette prend au contraire le thé et le café sans sucre. On ne peut pas plus condamner son Goût que le tien.

MAURICE

Quant à moi, j'ai en horreur les huîtres, que tant de gourmets recherchent, et le seul parfum violent des truffes m'incommode.

M. CONTY

Il est bien difficile de classer nettement les saveurs en *agréables* ou *désagréables*. L'assa-fœtida, qui n'est pour nous qu'un médicament d'un Goût répulsif, est considéré chez les Asiatiques comme un assaisonnement de haut Goût.

MADAME LAURIN

L'astronome Lalande croquait les araignées avec délices, prétendant qu'elles ont un Goût de noisette.

HENRIETTE

Les Ottomaks des bords de l'Orénoque mangent bien des boulettes de terre frite.

MAURICE

On peut donc compléter le proverbe vulgaire en disant : des couleurs, des saveurs et des odeurs, il ne faut pas discuter.

MADAME LAURIN

On pourrait dire aussi, en changeant l'acception du mot *goût*, que tous les goûts sont dans la nature.

A une même table, ne voit-on pas des convives qui sont loin de partager le même avis sur le Goût des mets ? Il est bon d'accoutumer les enfants de bonne heure, autant qu'on le peut, aux aliments sains fournis par le pays qu'ils habitent et de ne point faire trop de concessions à un sens qui nous séduirait pour mieux nous tromper.

HENRIETTE

Puisqu'il faut que les substances sapides soient dissoutes pour nous révéler leur saveur, les corps insolubles dans la salive n'ont donc pas de Goût ?

M. CONTY

Non. Dans ce cas la langue éprouve la sensation du toucher et non celle du Goût.

GEORGET

Je voudrais bien savoir d'où vient la salive, qui fait si bien fondre le sucre et les bonbons dans notre bouche.

M. CONTY

Notre bouche est entretenue dans une humidité constante par six glandes salivaires divisées en trois groupes : les *parotides*, près des oreilles ; les *maxillaires*, situées entre la mâchoire inférieure et les joues ; les *sublinguales*, placées sous la langue. Ces glandes, comprimées par les mouvements de la mastication et de la déglutition, versent au dedans de la bouche la salive chargée de dissoudre les substances sapides.

GEORGET

Quand la salive n'est pas contente de ce qu'elle a dissous, elle se refuse à l'avaler et...

MADAME LAURIN

N'insistons pas.

MAURICE

Est-ce que la transmission des sensations du Goût ne se fait pas aussi par des filets nerveux que nous avons déjà comparés aux fils télégraphiques?

M. CONTY

Certainement si. Mais il se présente ici une particularité : c'est que les fibres nerveuses *gustatives* sont mélangées à une multitude de fibres qui président aux mouvements de la langue et de l'arrière-bouche.

MADAME LAURIN

La langue est, de plus, pourvue de fibres qui lui donnent le pouvoir tactile.

HENRIETTE

Je vois que le Goût est un sens bien exigeant, puisqu'il a besoin d'être servi par l'appétit, l'odorat, la langue, les papilles gustatives, les dents, les joues et six glandes salivaires !

M. CONTY

Je n'ai plus besoin d'insister sur l'importance de la langue organe du Goût, organe du toucher, organe de déglutition. C'est encore, dans le mécanisme de la gustation, un instrument de première nécessité, à l'aide duquel les aliments sont gâchés, mêlés, pénétrés, pressurés et transportés dans le *pharynx*, ou *arrière-bouche*, pour être conduits à l'*estomac* par l'œsophage.

HENRIETTE

La langue joue encore un rôle plus noble comme organe principal de la parole.

MAURICE

Cela dépend de l'usage qu'on en fait.

MADAME LAURIN

Il est vrai qu'Esope a pu dire que la langue est la meilleure et la pire des choses ; mais je suppose que, pour nous tous, elle sera toujours la meilleure des choses.

HENRIETTE

Nous avons, grâce à toi, assez de bons sentiments et de bonnes idées à exprimer, pour que nous ne mettions jamais notre langue au service du mensonge, de la médisance et de la calomnie.

MADAME LAURIN, malicieusement.

Me reprocheras-tu aussi, mon cher père, de n'avoir point assez développé le sens du Goût chez mes enfants ?

M. CONTY

Mais il ne faudrait pas croire que le Goût n'a pas besoin d'être exercé pour se perfectionner. Les petits enfants ne sont pas autant que les grandes personnes aptes à apprécier les saveurs.

HENRIETTE

Oh ! oui, les tout petits enfants, plus petits que Georget ; car le cher mignon les apprécie déjà joliment.

M. CONTY

Georget nous donne là une preuve de précocité, car c'est dans l'âge mûr, et même presque dans la vieillesse, que le Goût est le plus fin et le plus délicat.

Il est des gens qui, par l'exercice de ce sens, atteignent un degré de perfectionnement surprenant. Les dégustateurs arrivent à reconnaître sûrement la qualité, le cru et l'âge d'un vin. Les chimistes peuvent distinguer une foule de corps rien qu'à leur saveur.

MAURICE

Je me souviens d'avoir vu des amateurs déguster leur vin. Ils étaient bien curieux à voir, bouche close, interrogeant lentement leur sensation. Ils avaient l'air d'accomplir un sacerdoce.

M. CONTY

Pour percevoir toute la saveur d'une boisson ou d'un aliment, il faut en effet les conserver quelque temps dans la bouche : ce qui n'est pas le fait des gourmands avides, mais des gourmets délicats.

MADAME LAURIN

En constatant que le Goût a besoin d'être perfectionné, il faut faire observer que ce n'est pas le sens qu'on doit le plus s'attacher à développer.

M. CONTY

Certes non. Le Goût a un rôle important à jouer dans l'alimentation, mais il peut amener des abus nuisibles : se laisser séduire, se pervertir, mettre notre estomac en péril.

Surveillons donc ce serviteur trop zélé ; tâchons d'en faire un allié fidèle auquel nous ne permettrons d'être agréable qu'en restant utile.

En échange des bons et loyaux services qu'il nous rendra, nous lui accorderons, comme salaire, la satisfaction qui lui est légitimement due.

L'ODORAT

CHAPITRE VI

C'était le jour de la fête de madame Laurin. Les enfants, au lieu d'apprendre par cœur, pour la circonstance, un de ces compliments tout faits qui ont la prétention d'aller à toutes les tailles et à tous les sentiments, avaient, chacun de leur côté, été cueillir au jardin les fleurs qui leur avaient paru des couleurs les plus brillantes et du parfum le plus suave.

On a trop niaisement abusé du langage des fleurs pour que personne s'avise aujourd'hui de leur demander l'interprétation des sentiments. Pourtant, sans être Allemand et s'imaginer que le parfum est l'esprit, l'âme des fleurs, on peut supposer qu'un joli bouquet bien choisi, gracieusement composé, exhale autant de poésie qu'une gerbe de strophes.

Ils avaient donc, les charmants enfants, exprimé leurs flatteurs compliments avec de jolies fleurs naturelles qui valent bien, je le suppose, les vieilles fleurs fanées de la rhétorique.

Leur mère fut de cet avis. Elle reçut ces frais témoignages fleuris avec une expression de profonde tendresse, sans laisser paraître dans son aimable accueil rien de cette amère émotion que donne le souvenir d'un malheur irréparable. C'était surtout en présence des joies intimes que lui donnaient ses enfants qu'elle sentait plus vivement l'absence de leur père et la mort de son mari.

Henriette se chargea de disposer les bouquets sur les différents meubles du salon. Madame Laurin et M. Conty louèrent avec sincérité le choix des fleurs et leur agencement.

Les enfants ne pouvaient admettre un autre sujet de conversation. Chacun d'eux s'extasiait sur la beauté du bouquet des autres et, naïvement, concluait que son propre bouquet était le plus beau de tous. Georget surtout admirait le sien avec tant de conviction que personne n'y voulut contredire et contrarier le cher petit en contestant la supériorité de son œuvre.

—Grand-père, dit Henriette en s'approchant de M. Conty que cette petite scène de famille remplissait d'une douce émotion, tu nous as si bien donné le désir de nous rendre compte de nos sensations, que je ne puis plus rien éprouver sans en chercher la cause. Apprends-nous donc comment ces fleurs qui sont là-bas sur la cheminée, sur l'étagère et sur le guéridon, nous envoient leurs parfums et comment nous pouvons les apprécier.

M. CONTY

Ma chère fillette, ces fleurs émettent incessamment, à l'état gazeux, des corpuscules invisibles et impalpables qui, disséminés dans l'atmosphère, pénètrent par les narines dans les fosses nasales avec l'air que nous respirons.

MADAME LAURIN

Ce que vous remarquez en ce moment pour les fleurs se passe pour tous les corps odorants.

MAURICE

A chaque instant, nous pouvons reconnaître que l'air nous apporte des odeurs, des senteurs, des parfums, émanant de toutes choses, qui se succèdent, se mêlent et se confondent.

M. CONTY

Les plantes, les animaux, et même certains minéraux, exha-

lent des odeurs qui nous les font reconnaître et que nous qua-
lifions d'*odeurs agréables* ou *parfums*, d'*odeurs désagréables*
ou *mauvaises odeurs*, suivant les sensations qu'elles nous procurent.

HENRIETTE

Nous l'avons éprouvé bien des fois.

GEORGET

Quand je passe devant une étable ou devant une écurie, je
ne m'y trompe pas : l'étable sent bon, l'écurie sent mauvais.

HENRIETTE, gaiement.

On pourrait citer des parfums plus suaves.

M. CONTY

Tous les corps ont leur odeur particulière et cette odeur
varie dans la transformation ou la décomposition qu'ils subis-
sent, ce qui permet de juger de leur degré d'altération. Les
odeurs repoussantes indiquent généralement un air malsain,
nuisible, et nous avertissent de nous éloigner.

MADAME LAURIN

Avons-nous connaissance des odeurs par des opérations
analogues à celles du toucher et du goût ?

M. CONTY

L'analogie n'est pas très grande. L'*olfaction*, ou faculté de
sentir, se manifeste différemment. Ce n'est ni une espèce de
toucher, ni une espèce de goût, mais une opération particulière transmise au cerveau par un nerf spécial appelé *nerf
olfactif*.

MAURICE

Comment s'opère cette transmission ?

M. CONTY

La présence de la matière odorante dans les émanations extrêmement subtiles qu'on nomme *effluves* ne nous est pas révélée par le simple contact avec la membrane pituitaire qui tapisse les fosses nasales où l'air l'a transportée. Il faut, de plus, qu'il y ait dissolution de la matière odorante, comme il y a dissolution de la matière sapide dans la perception des saveurs.

MAURICE

Je comprends bien, pour le goût, comment la dissolution des substances sapides est activée par la salive, mais je ne comprends pas comment la dissolution des particules odorantes peut avoir lieu pour l'Odorat.

M. CONTY

Cette dissolution, qui se fait également par une excitation, est produite par l'humeur muqueuse qui humecte incessamment la membrane pituitaire. Des filets nerveux, distribués dans cette membrane, reçoivent les excitations produites et les transmettent, par le nerf olfactif, au cerveau qui les perçoit.

Pour cela, une condition mécanique qui dépend de nous est absolument requise.

HENRIETTE

Laquelle ?

M. ·CONTY

C'est que nous respirions par le nez, que nous entretenions à travers cet organe un courant d'air qui, sans cesse renouvelé, nous apporte à chaque inspiration de nouveaux effluves.

MAURICE

En effet, quand nous voulons reconnaître la nature d'une odeur, nous fermons soigneusement la bouche et nous respirons fortement par le nez en prêtant une attention plus grande à la perception reçue.

GEORGET, respirant bruyamment au-dessus de son bouquet.

C'est vrai. Oh ! comme ça sent bon! Mais que d'affaire pour sentir les bonnes ou les mauvaises odeurs! Et dire que tout cela se fait sans que nous nous en doutions.

HENRIETTE

Ce qui m'étonne le plus, c'est la petitesse que doivent avoir ces corpuscules odorants qui pénètrent si subtilement jusqu'aux fibres affectant le nerf olfactif.

MADAME LAURIN

Je suis bien plus surprise en songeant à l'effet que produisent ces corpuscules, malgré leur extrême ténuité!

M. CONTY

Votre étonnement se conçoit. Ces émanations, ces effluves, produits d'une volatilisation constante, sont composés d'une matière odorante dont la plus infime partie peut occasionner de vives sensations d'une assez longue durée.

Pour vous faire une idée de la ténuité et de la diffusion des particules impalpables, des parcelles insaisissables de la matière odorante, considérez seulement ce qui arrive pour certains corps. Un morceau de musc, par exemple, peut imprégner de son odeur pénétrante tout ce qui l'environne, pendant plusieurs années, sans rien perdre de son poids.

Un savant a constaté que la deux-millionième partie d'un milligramme de musc affecte encore très sensiblement notre Odorat.

HENRIETTE

L'ODORAT est donc un sens bien autrement délicat et sensible que le toucher et le goût, puisqu'il perçoit des atomes qui leur échapperaient ?

MAURICE

Et ce n'est pas seulement de près que ces effluves révèlent leur présence, ils peuvent arriver de bien loin.

M. CONTY

Les odeurs, bien que diminuant d'intensité avec l'éloignement, sont quelquefois transportées dans l'atmosphère à des distances incroyables.

MADAME LAURIN

Les voyageurs n'ont donc rien exagéré en racontant que, dans les régions tropicales, certaines îles fortunées se révèlent à huit et dix lieues de distance par les émanations parfumées de leur riche végétation.

MAURICE

La chaleur n'aurait-elle pas quelque influence sur la diffusion des parfums ?

M. CONTY

La production des odeurs et leur transmission dans l'air sont effectivement influencées par la chaleur, mais elles le sont encore par d'autres causes : la lumière, l'électricité, l'humidité, modifient leur action. Aussi est-ce dans les pays chauds que les senteurs sont le plus intenses.

HENRIETTE

J'ai souvent remarqué que, dans notre jardin, l'air n'est pas embaumé également tous les jours ni à toutes les heures.

GEORGET

Quelle bonne odeur pénètre jusqu'ici quand on laisse les fenêtres ouvertes le soir ou le matin !

MADAME LAURIN

Oui, quand la rosée est rare et qu'il n'a pas plu; car la pluie et la rosée privent momentanément les fleurs de leurs parfums.

M. CONTY

Il existe en outre des végétaux dont les principes odorants ne s'exhalent que la nuit.

GEORGET

Ils feraient bien mieux de nous les donner quand nous ne dormons pas.

MADAME LAURIN

J'ai observé que certaines plantes ne dégageaient des senteurs que par la violence. En froissant machinalement entre mes mains des feuilles de géranium odorant, de menthe, de verveine, de cassis, je développais une odeur très agréable.

HENRIETTE

Ce procédé ne réussit pas avec toutes les fleurs, car j'ai souvent froissé entre mes doigts des violettes, du réséda, des pétales de roses, et, au lieu d'exciter leur parfum, je n'ai réussi qu'à le leur faire perdre.

M. CONTY

Vous avez pu remarquer encore que le bois du lilas, et celui de Sainte-Lucie et certains minéraux comme le soufre, dégagent une odeur prononcée lorsqu'on les frotte vigoureusement.

MAURICE

Une chose bien singulière, c'est que les odeurs, bonnes ou mauvaises, ne semblent pas affecter de la même manière les individus chez lesquels l'Odorat est également développé.

MADAME LAURIN

Il en est de même de tous les sens et de toutes les facultés. Les impressions reçues varient suivant l'âge, le tempérament, l'organisation individuelle. Nous sommes plus ou moins sensibles aux influences extérieures. Ainsi, moi qui ne suis pas une femme à vapeurs, je me trouve péniblement affectée par l'encens, par le patchouli, par le musc, que bon nombre de gens considèrent comme des parfums agréables.

HENRIETTE

Combien de personnes d'un tempérament nerveux sont incommodées par le voisinage d'un bouquet dans lequel se trouvent certaines fleurs !

M. CONTY

Oui, mais on a constaté plus d'une fois que, en dehors de l'action nuisible, l'imagination influençait considérablement l'impression. Ainsi, l'on a vu des personnes nerveuses sérieusement incommodées à la vue d'un bouquet de fleurs artificielles absolument sans odeur qu'elles prenaient pour des fleurs naturelles.

HENRIETTE

Ces personnes-là doivent être bien malheureuses, quand il se trouve dans leur entourage des gens qui abusent des parfums qu'elles détestent.

MADAME LAURIN

Le savoir-vivre, qui exige des gens bien élevés la plus grande discrétion vis-à-vis de leur monde et de la société, devrait bien les faire renoncer à l'usage des parfums irritants, qui n'incommodent pas seulement les natures nerveuses.

HENRIETTE

Le malaise que j'ai parfois ressenti en présence de dames

trop musquées me tient bien en garde et je suis résolue à ne pas faire aux autres ce que je ne voudrais pas qu'on me fît.

MADAME LAURIN

Tu auras raison, ma chère fille. On témoigne de son respect pour les autres aussi bien par discrétion et abstention que par l'empressement et des actes de politesse.

MAURICE

Moi, si l'on me donnait le choix des odeurs, je n'en choisirais aucune.

MADAME LAURIN

Ce serait peut-être le plus sage, car il y a des parfums réellement agréables qui deviennent intolérables par l'abus qu'on en fait. Et, ce qu'il y a de plus terrible, c'est que ces odeurs, s'altérant à la longue, imprègnent longtemps les vêtements d'une véritable infection.

M. CONTY

On prétend que les vêtements d'étoffe foncée conservent plus longtemps les odeurs que ceux de couleur claire ; les tissus tout à fait blancs les perdraient le plus vite.

MAURICE

Les femmes parfumées et les fumeurs endurcis devraient bien avoir égard à cette particularité.

HENRIETTE

Est-ce que le sens de l'Odorat se développe comme les autres à mesure qu'on l'exerce ?

M. CONTY

Il n'y a pas de raison pour que ce sens fasse exception à la règle ; il est même susceptible d'une éducation très parfaite. On rencontre dans le centre de l'Afrique des nègres qui, bien qu'ils ne soient privés d'aucun autre sens, découvrent, à l'aide de l'Odorat seul, les mines de fer de leur contrée.

MAURICE

Voilà qui est fort.

M. CONTY

Certains sauvages n'apprennent-ils pas à flairer le gibier de loin et à suivre la piste comme les chiens de chasse ?

GEORGET

Oh ! oui ; ce sont les chiens qui ont le nez fin !

M. CONTY

Il est des bêtes fauves dont l'Odorat est plus subtil encore, car lorsque le vent est favorable, elles reconnaissent la présence du chasseur à des distances considérables sans être guidées par aucune piste.

HENRIETTE

Le sens de l'Odorat serait donc généralement plus développé chez les animaux que chez l'homme ?

M. CONTY

Le flair est pour eux aussi important que la vue ; il leur donne sûrement les renseignements que nous demandons à nos yeux.

MAURICE

C'est peut-être de là que vient la locution populaire : *A vue de nez!*

MADAME LAURIN

L'Odorat est, je crois, très peu développé chez les oiseaux ?

M. CONTY

Très peu pour la plupart. Il l'est davantage chez les reptiles et surtout chez les insectes.

GEORGET

Comment les insectes peuvent-ils sentir? Ils n'ont pas de nez, pas de narines?

MADAME LAURIN

Leurs antennes sont les organes de l'Odorat aussi bien que ceux du toucher.

MAURICE

Puisque, pour percevoir les odeurs, il est nécessaire qu'un courant d'air passe par les fosses nasales, il est évident que nous ne pouvons sentir ayant le nez dans l'eau.

Faut-il en conclure que les animaux aquatiques n'ont pas d'Odorat?

GEORGET

Est-ce que les poissons ne peuvent pas sentir?

M. CONTY

Si l'on en juge par le développement de leur nerf olfactif, il faut bien croire qu'ils sont capables d'*odorer* sous l'eau, car la nature ne donne point d'instruments inutiles.

HENRIETTE

Si la pauvre petite Laura Brigman avait au moins conservé l'Odorat, son éducation n'aurait peut-être pas été plus facile, mais elle aurait eu des consolations en apprenant à reconnaître les fleurs par leurs parfums.

M. CONTY

L'Odorat prend, chez les malheureux nés à la fois sourds et aveugles, une telle délicatesse, que c'est souvent par ce sens qu'ils se mettent en communication avec les autres hommes et avec le monde extérieur.

On cite un Écossais, du nom de James Mitchell, qui jugeait

des gens au flair et les prenait en aversion ou en amitié suivant leur odeur.

MAURICE

Voilà un singulier moyen de trier ses amis ! Le pauvre James Mitchell a dû avoir bien des mécomptes dans ses sympathies et dans ses relations amicales.

M. CONTY

Pas autant que nous pourrions le croire.

Voulez-vous que je vous édifie une fois de plus sur le développement et le perfectionnement d'un sens lorsque d'autres font défaut ? C'est une histoire que j'ai à vous raconter, mais une bien triste histoire, aussi vraie qu'elle est lamentable.

GEORGET

Moi, j'aimerais mieux une histoire gaie.

MADAME LAURIN

Mon petit Georget, on aura assez l'occasion de te raconter des histoires gaies. On ne peut pas toujours rire. Il faut apprendre que tout le monde n'est pas aussi heureux que toi sur la terre. Pourtant si tu préfères jouer, tu peux t'en aller et laisser ton frère et ta sœur écouter.

GEORGET

Oh ! non, maman. J'aime mieux écouter aussi.

M. CONTY

Un soir, des passants trouvèrent, sur la voie publique, une pauvre petite fille de quatre ans, aveugle, sourde et muette. Au dégoût qu'elle manifestait pour les sordides haillons qui la couvraient, on conclut qu'elle n'en avait été revêtue qu'au moment où on l'avait abandonnée.

GEORGET

Faut-il être méchant !

M. CONTY

On ne tarda pas à s'apercevoir que cette misérable petite enfant, si disgraciée, en apparence si peu douée, donnait constamment des preuves d'intelligence et des témoignages d'affection.

Un magistrat, qui l'avait fait admettre à l'hospice et qui n'a jamais cessé de s'intéresser à elle, constatait tous les jours les progrès que faisait dans son isolement complet cette nature aimante et intelligente. Il reconnut que c'était à l'Odorat qu'elle devait la plupart des connaissances qu'elle avait acquises.

Elle ne vivait que par l'Odorat : elle marchait le nez au vent, semblant toujours à la recherche de quelqu'un ou de quelque chose.

Un jour que son protecteur l'avait menée dans une maison où il voulait la présenter, elle change subitement de visage. Une émotion profonde s'empare de tout son être, elle s'agite, cherche à s'orienter, va droit à une porte, l'ouvre, prend une chaise, qu'elle semblait devoir trouver là, cherche autour d'elle, tendant la main, espérant visiblement qu'une main, la main d'une mère peut-être ! viendrait prendre la sienne.

Il n'était pas douteux que la pauvre affligée venait de trouver les mêmes odeurs, les mêmes effluves, qu'au foyer paternel. Quand on réussit à la détromper, elle croisa ses bras sur sa poitrine et fondit en larmes.

MADAME LAURIN

Pauvre petite !

M. CONTY

A partir de ce moment, elle devint de plus en plus mélancolique, de plus en plus sombre, et un jour elle cessa de vivre plutôt qu'elle ne mourut à l'âge présumé de vingt ans.

GEORGET

Ah! oui, elle est triste cette histoire-là!

HENRIETTE

Tu avais bien raison, grand-père, de dire qu'elle était lamentable. Elle me fait une impression plus pénible encore que celle de la pauvre Laura Brigman, qui du moins avait une famille.

MAURICE

Et puis Laura a été initiée à la connaissance du monde; elle a reçu l'éducation et l'instruction que comportait sa cruelle infirmité; elle n'avait point de souvenirs douloureux; elle a toujours marché vers le progrès.

HENRIETTE

En présence de telles infortunes, comme on doit se trouver heureux et se montrer reconnaissant des bienfaits que nous procurent les CINQ SENS qu'exige la vie terrestre!

L'OUÏE

CHAPITRE VII

M. Conty est un de ces amateurs intelligents et raffinés qui ont appris de la musique ce qu'il en faut pour savoir l'écouter et pouvoir l'entendre. Ayant étudié l'harmonie autrefois, il possède sa théorie en physicien et la goûte en artiste. Il se délecte à l'audition d'un beau morceau de Beethoven, de Mozart, d'Haydn, de Rossini ou de Gounod, mais il n'est pas du tout compositeur et n'est que fort peu exécutant.

Il dit plaisamment de lui-même : En fait de musique, je suis plus gourmet que cuisinier, et je n'accepte que de bons morceaux.

M. Conty a pu initier sa fille à cet art et la suivre dans ses progrès quand il a fallu la confier à un maître aussi excellent artiste que bon professeur.

Madame Laurin possède donc une éducation musicale bien supérieure à celle que reçoivent ordinairement les femmes dans notre société ; ce n'est pas seulement une pianiste, c'est une musicienne.

Le lendemain d'un brillant concert auquel avait assisté la famille, il ne devait être question que de grande musique. Henriette s'exclamait sur les impressions qu'elle avait reçues la veille et qui persistaient comme si elle avait gardé un écho des symphonies et des concerti.

Maurice, peut-être aussi bien doué, n'avait cependant pas prêté la même attention que sa sœur et ne manifestait pas le même enthousiasme. Sa mère le remarquait, son grand-père s'en plaignait.

M. CONTY

Je te l'ai dit souvent, Maurice, tu négliges trop les arts. Tu ne fais ni assez de dessin, ni assez de musique.

MAURICE

Que veux-tu ! Je joue du violon autant que le peut un lycéen qui consacre à la musique les rares instants dérobés au temps déjà insuffisant pour ses études classiques. J'y emploie presque toutes mes récréations. Puis-je faire plus? nos travaux sont trop multipliés.

M. CONTY

Voilà une raison que je n'accepte pas. La variété des études n'a rien à voir avec la division du travail si avantageuse aux travaux industriels. C'est à l'agriculture, et non à l'industrie, qu'il faut cette fois nous adresser pour choisir notre exemple. Ne cultive-t-on pas alternativement dans le même terrain les plantes les plus diverses? C'est grâce à ce système que les productions du sol sont meilleures et plus abondantes.

Crois-tu qu'il n'en serait pas de même de la culture intellectuelle si l'on savait soumettre l'exploitation des facultés à un assolement entendu et varié?

MAURICE

Ce n'est pas moi qui me permettrai d'y contredire. Je sais très bien qu'il y a des moments où l'on travaille sans profit, en tournant toujours dans le même cercle, sans avancer, comme les chevaux au manège. On vous croit découragé, paresseux, alors que vous n'êtes que fatigué ; vienne une autre étude, on se retrouve plein de forces et de courage, en possession de tous ses moyens.

M. CONTY

Comme la distribution du règlement de tes études ne t'appartient pas, je me contente de te recommander d'attribuer au dessin et à la musique le plus de temps que tu pourras, en l'utilisant le mieux possible ; car l'étude de ces deux arts est indispensable au développement des sens de la vue et de l'Ouïe.

GEORGET

Le SENS DE L'OUÏE, n'est-ce pas, grand-papa, c'est celui qui nous permet d'entendre les sons?

MADAME LAURIN

Et sais-tu ce que c'est qu'un son, Georget?

GEORGET

C'est ce qui fait du bruit.

MADAME LAURIN

Et qu'est-ce qu'un bruit?

GEORGET

C'est ce qu'on entend.

HENRIETTE

Les réponses de mon petit frère, que je trouve par trop naïves, me mettent dans un grand embarras et je serais bien en peine d'en formuler de meilleures. Quoique je sache parfaitement ce que c'est que le son, je ne pourrais le définir.

M. CONTY.

Le SON n'est pas autre chose qu'un ébranlement de l'air occasionné par les mouvements vibratoires d'un corps sonore ou élastique. Si l'on provoque le mouvement d'une corde à violon bien tendue entre deux points fixes, soit en la pinçant,

VIBRATIONS D'UNE CORDE TENDUE

soit en l'attaquant avec un archet, elle cherchera, en vertu de son élasticité, à reprendre sa position d'équilibre dont elle

MÉCANISME DU MARTEAU ET DES TOUCHES DE PIANO.

vient d'être écartée, mais elle la dépassera en vertu de son inertie. Le mouvement se continue un certain temps et la corde exécute, en décrivant la forme d'un fuseau, une suite

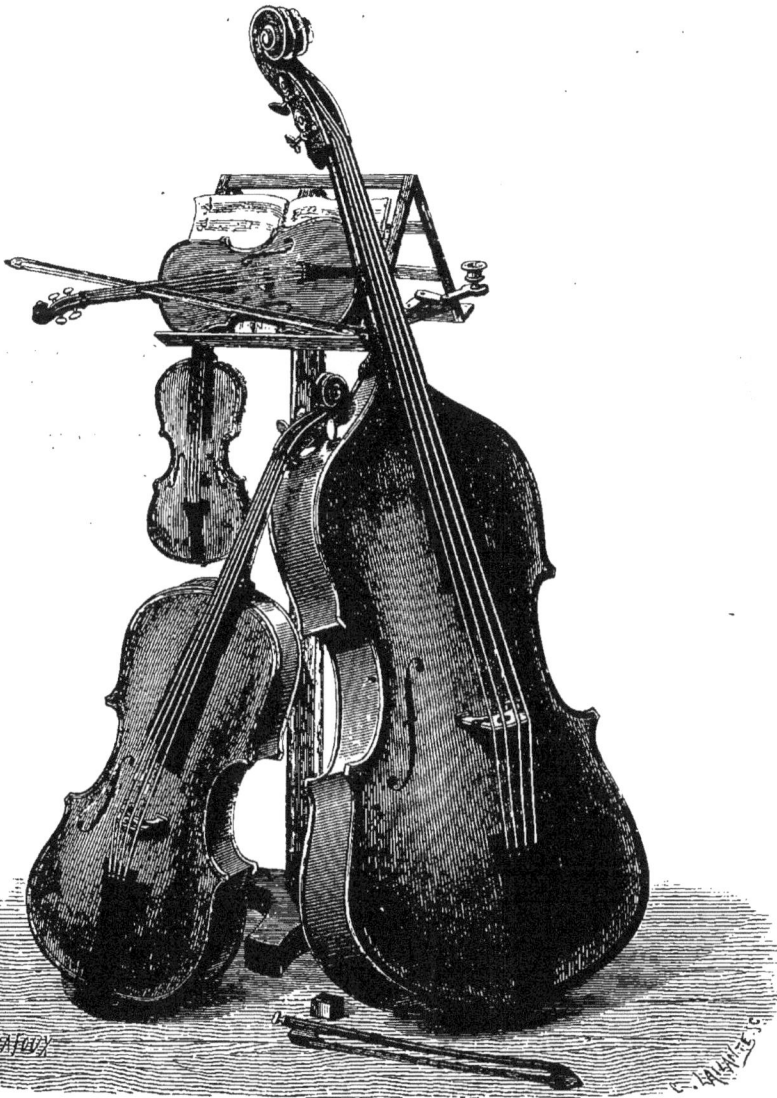

INSTRUMENTS DE LA FAMILLE DU VIOLON.

d'allées et venues que les physiciens appellent *vibrations*. Ces vibrations, en se communiquant à l'air, forment un SON.

HENRIETTE

C'est compris.

M. CONTY

Les cordes de piano et de tous les instruments à cordes vibrent de la même façon, en passant alternativement d'un côté et de l'autre de la position de repos et continuant périodiquement ce mouvement régulier dans le même plan.

MAURICE

Et ces cordes sonores sont mises en vibration soit par des marteaux comme dans le piano, soit par un archet comme dans le violon et les instruments de la même famille, soit directement avec les doigts comme dans la guitare, la harpe, soit par le vent comme dans la harpe éolienne.

HENRIETTE

Oui, mais il n'y a pas en musique que des instruments à cordes.

M. CONTY

Je n'ai pas terminé mon explication.

Si, au lieu d'une corde, on fait vibrer une tige métallique fixée par une extrémité, on lui imprime des oscillations dont l'amplitude va toujours en diminuant jusqu'à ce qu'elle reste au point de repos. Les vibrations sont accompagnées d'un Son qui s'éteint en même temps que le mouvement.

Lorsqu'on met en vibration les deux branches d'un diapason, que se passe-t-il? A chaque vibration, les branches se rapprochent et s'éloignent l'une de l'autre en produisant un Son. Quoique ces vibrations soient trop courtes et trop rapides pour être perçues par notre œil, elles n'en existent pas moins.

MADAME LAURIN

Notre oreille nous en avertit.

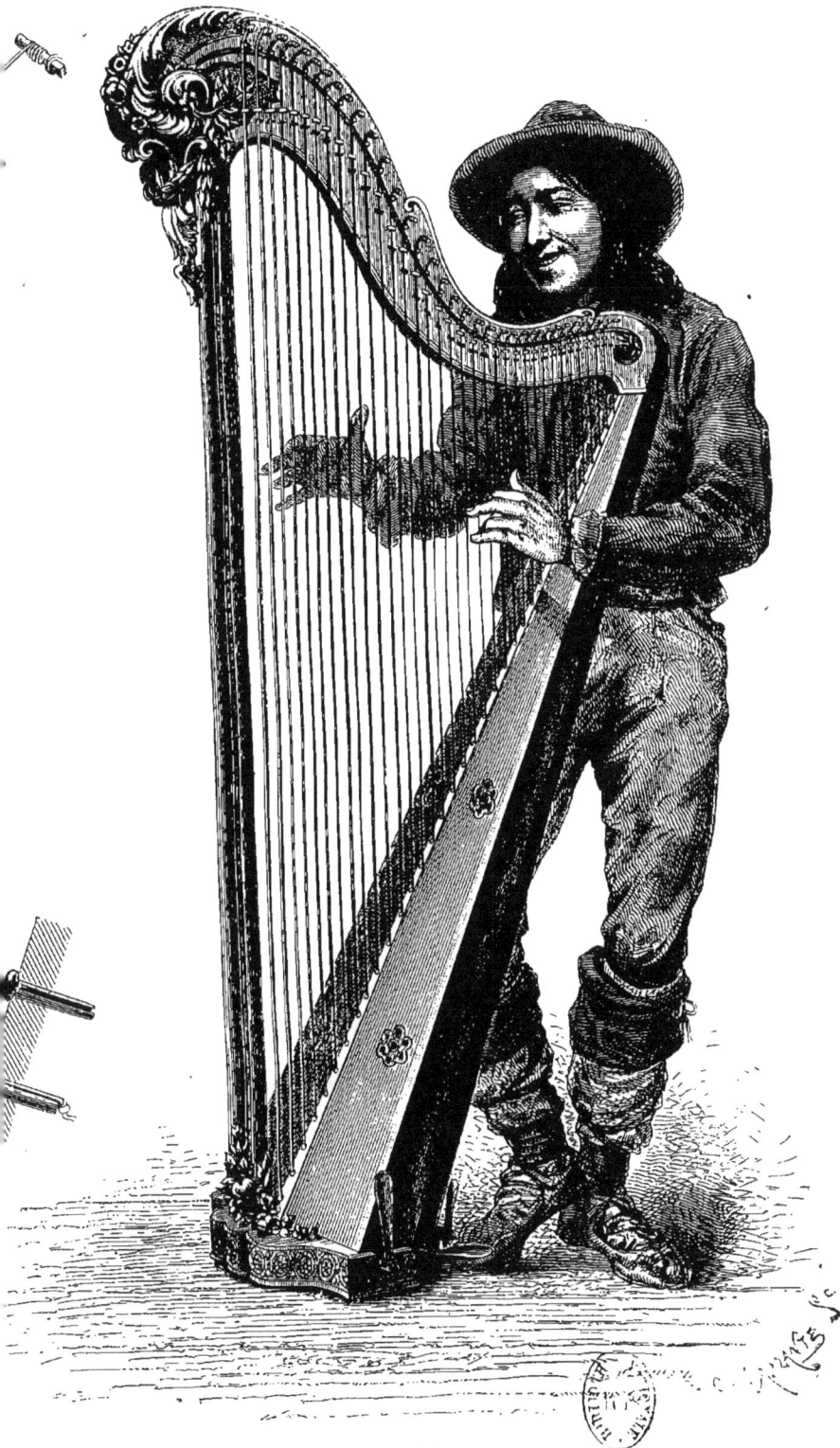

LA HARPE.

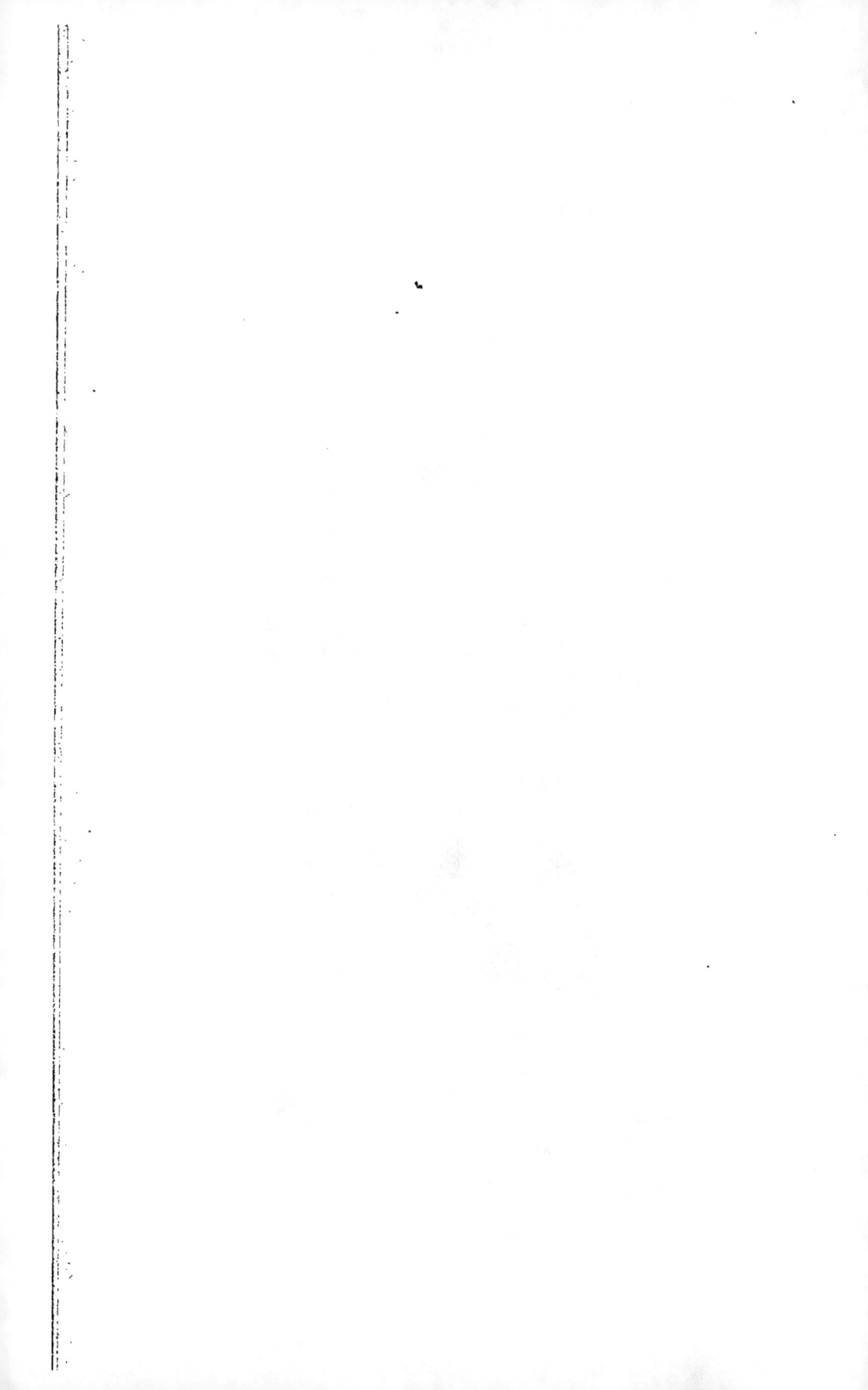

M. CONTY

Faites vibrer à l'aide d'un archet un verre de cristal à moitié rempli d'eau, il se formera à la surface du liquide une multitude de petites ondulations, se partageant en quatre groupes, d'où l'eau jaillira en pluie fine quand le Son acquerra une grande intensité.

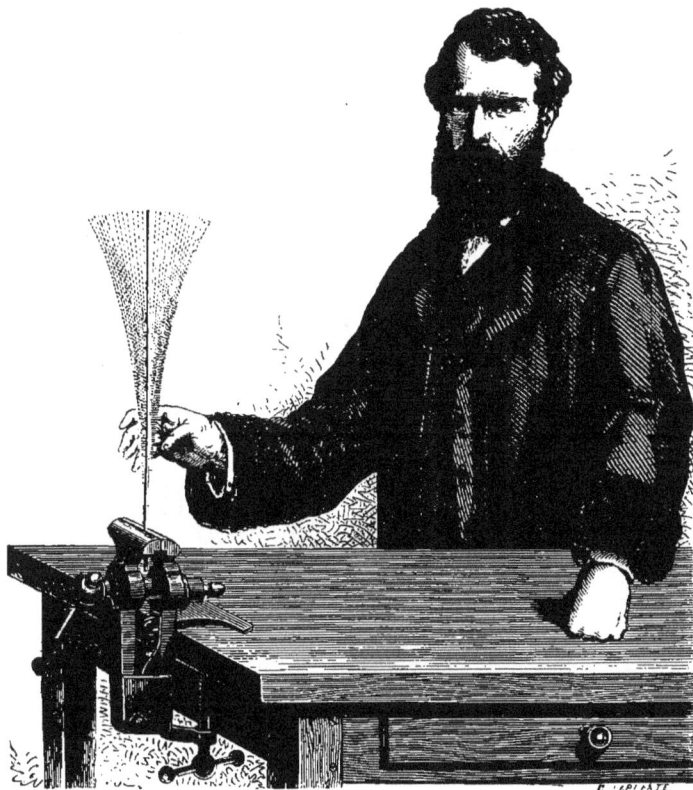

VIBRATIONS D'UNE TIGE MÉTALLIQUE.

Un Son un peu fort est donc toujours accompagné de vibrations sensibles.

GEORGET

On s'en aperçoit assez quand le tambour passe devant les fenêtres et qu'il fait trembler les vitres.

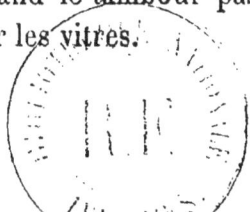

MAURICE

La terre transmet comme l'air les vibrations sonores, car, lorsque j'ai assisté aux grandes manœuvres, j'étais placé tout près d'une batterie et à chaque décharge je sentais le sol trembler sous mes pieds.

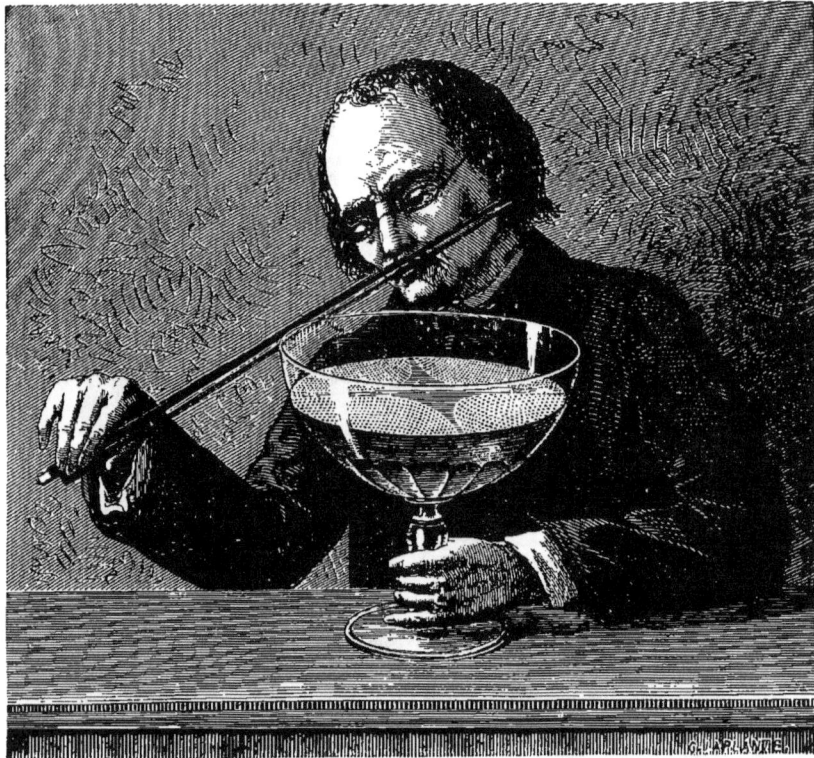

VIBRATIONS D'UNE MASSE LIQUIDE.

MADAME LAURIN

Te souviens-tu, Henriette, que, pour t'encourager à faire tes gammes et tes exercices sans trop d'impatience, je plaçais sur ton piano de petits pantins, montés sur des crins, qui dansaient et pirouettaient en mesure grâce aux vibrations de la table d'harmonie?

HENRIETTE

Je vois qu'il n'est pas difficile de trouver des exemples pour montrer comment les vibrations se transmettent à travers les fluides et les solides.

MAURICE

Il me semble que l'air mis directement en vibration peut aussi produire des Sons.

Quand on souffle dans un tube, dans une clef forée, on obtient des Sons graves ou aigus qui ne se ressemblent pas.

M. CONTY

Toutes les fois qu'on fait vibrer une colonne d'air dans un tube, on produit un Son. On peut arriver au même résultat au moyen d'un courant d'air qui s'échauffe et se refroidit. L'appareil de Rijke rend ce phénomène sensible.

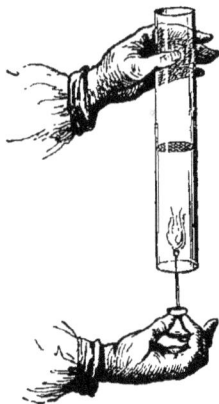

TUBE DE RIJKE.

MAURICE

Je n'en ai jamais entendu parler.

M. CONTY

Cet appareil consiste tout bonnement en un tube de verre garni vers le milieu d'une petite rondelle de toile métallique.

A l'aide de la flamme d'une lampe à alcool, on chauffe cette toile jusqu'au rouge. Dès qu'on retire la flamme, on entend un Son confus, plaintif, puis un Son assez fort qui va diminuant d'intensité à mesure que la toile métallique se refroidit. On peut rendre le tube muet, en interrompant le courant d'air qui doit passer par les mailles de la toile métallique.

MADAME LAURIN

Ce fait n'explique-t-il pas les Sons produits au lever du Soleil par la statue de Memnon?

M. CONTY

Oui; ces sons mystérieux devaient probablement leur origine à des courants d'air filtrant par les fentes de la pierre dès qu'elle s'échauffait sous l'action des rayons solaires.

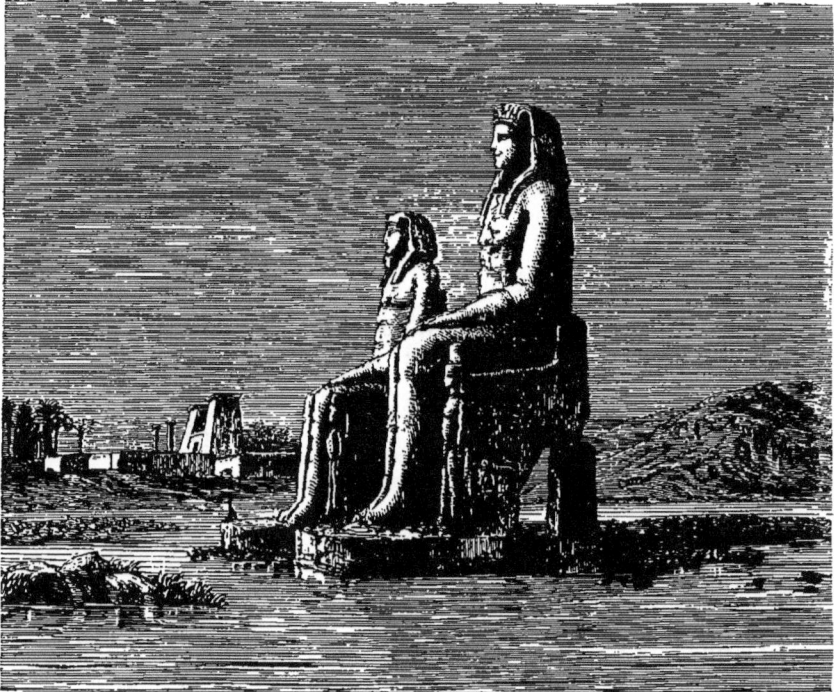

STATUE DE MEMNON.

Vous ne conclurez pas de ces exemples, j'imagine, que les tuyaux d'orgue résonnent mélodieusement sous la seule influence d'un courant d'air qui les traverse librement?

HENRIETTE

Je sais qu'il y a tout un mécanisme compliqué appelé *soufflerie*, mais comment il agit, c'est ce que j'ignore.

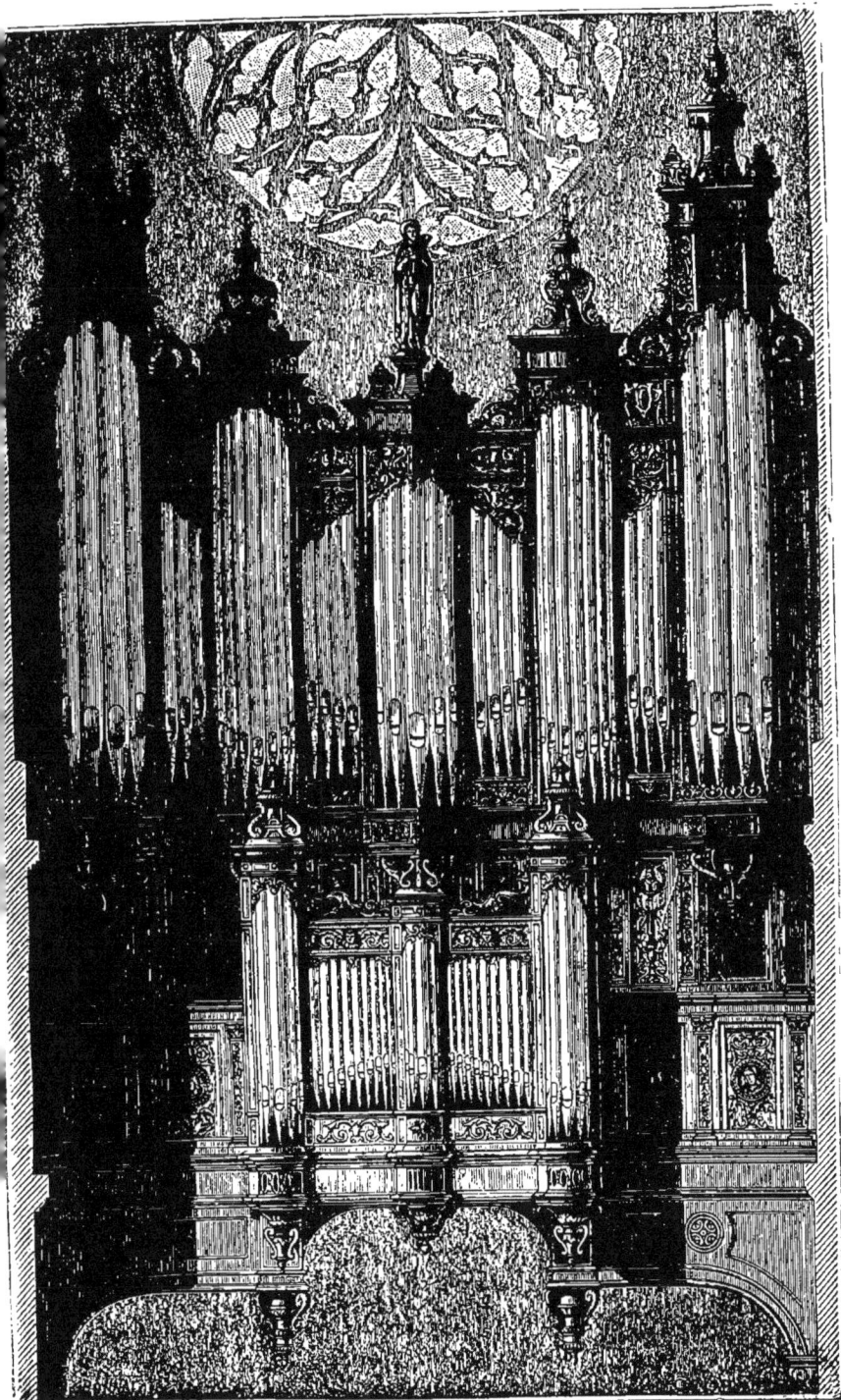

ORGUE.

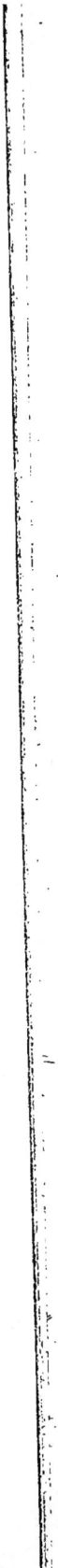

M. CONTY

Cette explication m'entraînerait hors de mon sujet. Je me contente de vous dire que l'orgue peut être, à bon droit, considéré comme la réunion de tous les instruments à vent, depuis la flûte qui n'a pour embouchure qu'un petit trou rond, et le flageolet qui a un bec, jusqu'à la clarinette, le basson, le hautbois qui sont des *instruments à anche.*

GEORGET

Des instruments à anche! Qu'est-ce que c'est que ça?

HENRIETTE

Je connais le nom, mais point la chose.

M. CONTY

Nous avons vu précédemment que le Son pouvait être produit par les vibrations d'un corps solide ou tout simplement par l'air mis en vibration. Ces deux conditions sont requises dans les instruments à anche.

MAURICE

Peux-tu nous en expliquer le mécanisme?

M. CONTY

Ce mécanisme n'est pas plus difficile à expliquer qu'à comprendre.

L'*anche* est une languette métallique servant de couvercle à une petite boîte allongée que l'on enferme dans la chambre à air de l'instrument.

Cette languette, qui n'est fixée que par l'une de ses extrémités au cadre de la boîte, peut vibrer librement au choc de l'air. Quand on souffle dans un instrument à anche, le courant produit pénètre dans la chambre à air, pousse la languette qui, en vertu de son élasticité, revient sur elle-même, fermant et ouvrant alternativement le passage. Ce qui produit des vibrations et par suite des Sons de nature particulière.

HENRIETTE

Nous comprenons bien que ce ne sont pas les vibrations de la petite languette métallique qui produisent le Son, mais la rentrée et la sortie périodiques du courant d'air.

GEORGET

Mais dans la trompette et dans le cor il n'y a point d'anche.

M. CONTY

L'anche est alors remplacée par la bouche du joueur, qui

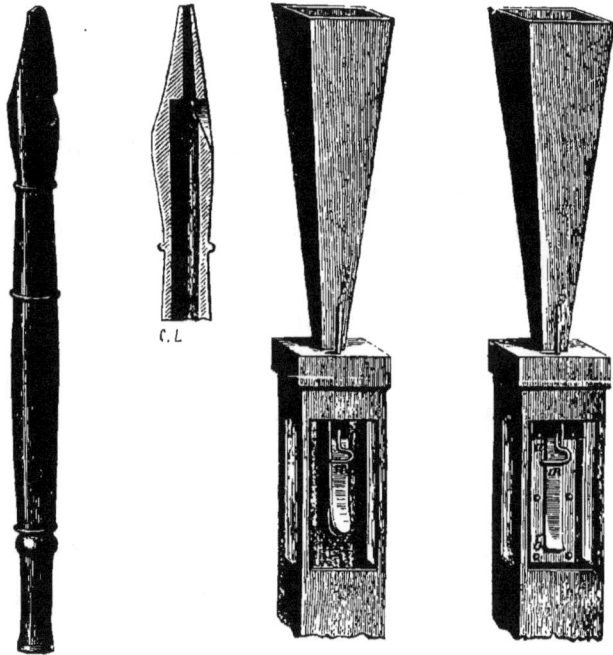

FLAGEOLET.   ANCHES.

produit des Sons plus ou moins graves en faisant vibrer d'une certaine façon ses lèvres tendues. La bouche est dans ce cas le véritable instrument; le cor et la trompette n'ont qu'un rôle secondaire, ils servent surtout à amplifier le Son. Il faut donc une grande habitude pour sonner de la trompe de chasse, car, si l'on se contentait de souffler dans un cor en introduisant l'embouchure complètement dans la bouche, on n'en tirerait pas plus de Son qu'en le laissant accroché dans un vestibule à tous les courants d'air.

MAURICE, riant.

Et l'on n'a jamais entendu de cor jouer de lui-même la chasse du roi Henri ou le roi Dagobert.

HENRIETTE

Tout cela est bien curieux et je ne m'en doutais guère.

M. CONTY

Il me reste à vous entretenir d'un instrument à anche bien autrement merveilleux que l'orgue, la clarinette et le hautbois, qui n'en sont qu'une contrefaçon médiocrement réussie.

HENRIETTE

Lequel donc ?

M. CONTY

C'est non seulement le plus mélodieux et le plus expressif de tous, mais encore celui qui produit les sons les plus puissants et les plus variés. Je veux parler de la Voix humaine, ou, pour m'exprimer plus correctement, de l'instrument qui la produit.

HAUTBOIS.

MAURICE

Mais l'instrument qui produit la Voix, c'est le larynx.

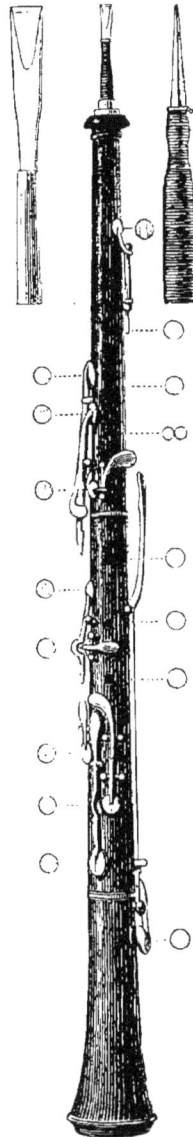

M. CONTY

Justement.

GEORGET

Comment! nous avons un instrument à anche dans le gosier?

MADAME LAURIN

Et nous pouvons nous en féliciter.

M. CONTY

Oui; c'est dans le canal qui livre passage à l'air que nous

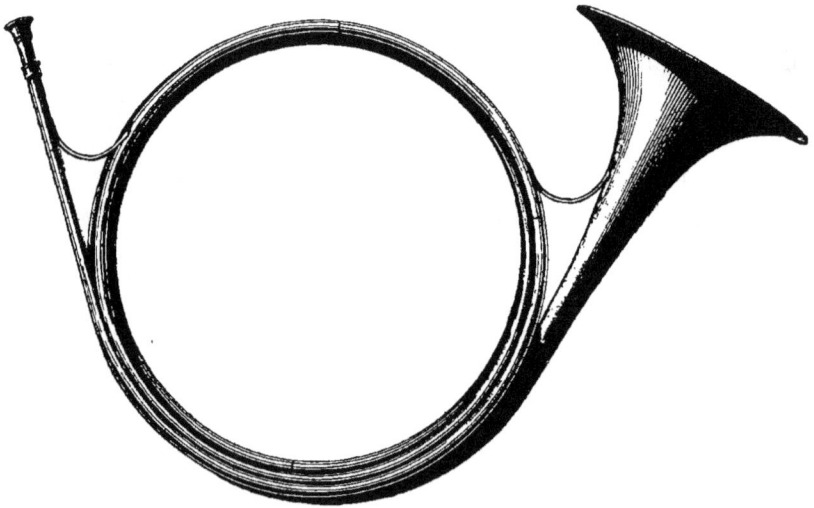

COR DE CHASSE.

respirons que la Voix possède le plus simple, le plus précieux, le plus admirable de tous les instruments musicaux.

MADAME LAURIN

Si je ne craignais d'abuser de ta grande bonté, je te prierais de nous en donner une description sommaire.

HENRIETTE

Nous t'écoutons avec tant de plaisir et de profit!

GEORGET

Moi aussi, j'écoute.

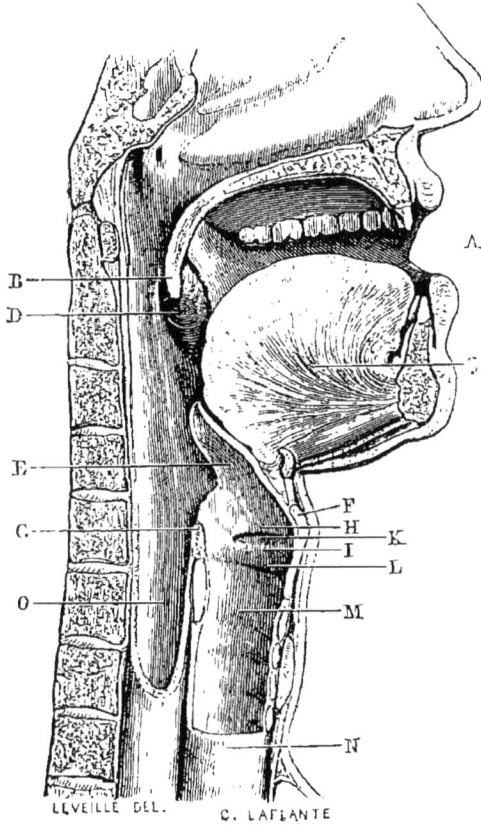

LÉVEILLE DEL.   C. LAPLANTE

ORGANES DE LA VOIX HUMAINE.

A, ouverture buccale; B, voile du palais; C, muscles intrinsèques de la langue; D, amygdale; E, épiglotte; F et G, cartilages thyroïde et aryténoïde du larynx; H, corde vocale supérieure gauche; I, corde vocale inférieure du même côté; K, ventricule du larynx correspondant aux deux cordes vocales gauches; L, limite inférieure du larynx; M, face interne de la trachée-artère; N, face externe de la trachée-artère; O, œsophage coupé verticalement à la hauteur du cartilage cricoïde.

M. CONTY

Je continue donc.

L'organe vocal se compose du *larynx*, renflement cartilagineux qui produit en avant du cou la saillie appelée *pomme d'Adam*, et de *cordes vocales*, ligaments flexibles, limitant par leur bord libre la fente étroite de *l'ouverture de la glotte*.

Les poumons sont les soufflets qui, par la trachée-artère, fournissent l'air à l'instrument. Le pharynx est le tuyau vocal ; la bouche, la cavité qui reçoit le Son, le transforme en voyelles, en consonnes, achève de lui donner le caractère et les nuances.

HENRIETTE

Le mécanisme n'est pas fort compliqué.

MADAME LAURIN

Dans son ensemble, c'est possible ; mais dans les détails, c'est différent.

MAURICE

Combien de gens n'articulent pas, ont une Voix désagréable !

MADAME LAURIN

Oui, mais aussi quel charme dans une parole nette, sonore, musicale, et surtout dans un chant mélodieux.

M. CONTY

Ce qui fait la grande supériorité du chant, c'est que l'instrument fait corps avec le musicien.

MADAME LAURIN

Le musicien n'est plus obligé de transmettre son impression, d'imposer son sentiment à des corps inertes. Dans le chant, c'est l'instrument qui sent et qui exprime.

HENRIETTE

Tandis qu'au piano il me faut maîtriser les touches, vaincre la résistance des marteaux, asservir les cordes.

MAURICE

Voyons comment la Voix se produit.

M. CONTY

Le courant d'air venant des poumons fait vibrer les cordes vocales qui, sous l'action de muscles particuliers, se tendent ou se détendent, s'écartent ou se rapprochent, et de ces vibrations naît la Voix.

HENRIETTE

Pourquoi donc la Voix des femmes est-elle plus aiguë que celle des hommes.

M. CONTY

Parce que leur larynx est plus petit.

HENRIETTE

J'aurais dû le deviner, car j'ai souvent remarqué combien la pomme d'Adam est saillante chez les hommes qui ont le cou maigre.

GEORGET

La pomme d'Adam, c'est cette bosse que Maurice a sur le devant du cou?

MADAME LAURIN

Oui, mon chéri, elle pourra se dissimuler un peu quand Maurice prendra de l'embonpoint.

MAURICE

Pourquoi donc chez nous autres garçons la Voix change-t-elle brusquement à un certain âge?

MADAME LAURIN

Oui, pourquoi donc Maurice, qui avait une si jolie voix argentine, s'avise-t-il tout à coup de prendre cette grosse voix avec des tons de fausset?

M. CONTY

Cette *mue de la voix* est produite par un développement

très rapide de la glotte. L'ouverture en s'élargissant fait souvent baisser la Voix d'une octave entière. Les tons de fausset proviennent d'une vibration anormale des cordes vocales ; ils disparaissent lorsque le larynx a subi son complet développement ou par une étude attentive.

GEORGET

On peut donc faire l'éducation de sa Voix ?

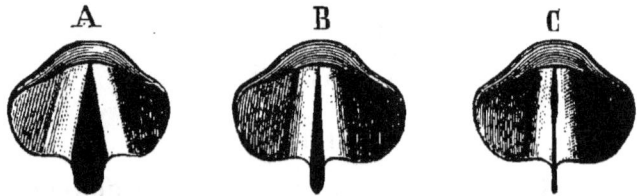

LA GLOTTE ET LES CORDES VOCALES

A B, la glotte dans la voix de poitrine ; C, la glotte dans la voix de fausset.

MADAME LAURIN

Il n'y a pas d'instrument plus susceptible d'amélioration.

Crois-tu que les chanteurs arrivent du premier coup à la perfection de leur art ?

HENRIETTE

Bien sûr que non. La Voix se fortifie, s'amplifie par l'exercice.

M. CONTY

Et les acteurs ? et les grands orateurs ? n'ont-ils pas à travailler longtemps pour faire acquérir à leur Voix cette puissance, cette souplesse, cette justesse, qui leur permet de traduire par des nuances infinies leur passion et leur pensée ?

MAURICE

Je crois que l'étude y est pour beaucoup, mais la nature y

est pour plus encore. C'est évidemment à la disposition des cordes vocales et aux dimensions de la glotte qu'il faut attribuer la diversité des sons vocaux et surtout la différence de tonalité des Voix d'hommes et des Voix de femmes.

M. CONTY

Ces différences sont classées. Pour les Voix d'hommes la distance du son le plus grave au plus aigu se divise en *basse,* ou *basse-taille, baryton, ténor, premier ténor, haute-contre* ou *contralto.*

GEORGET

Et les Voix de femmes ?

MADAME LAURIN

La Voix de femme qui donne le son le plus grave s'appelle *contralto,* celle qui s'élève aux sons les plus aigus s'appelle *soprano;* entre les deux se range la Voix de *mezzo-soprano.*

GEORGET

Je ne comprends rien à tous ces noms-là.

MADAME LAURIN

Ce sont des mots italiens dont tu comprendras la signification quand tu seras plus avancé en musique.

HENRIETTE

Malgré la délicatesse de l'instrument, comme la Voix porte loin! Combien de fois m'est-il arrivé d'entendre s'appeler dans les champs des gens que je ne voyais même pas.

M. CONTY

La portée de la Voix humaine peut encore être étendue à de plus grandes distances à l'aide d'instruments spéciaux.

MAURICE

A l'aide du *porte-voix,* par exemple, qui est employé par les officiers de marine pour transmettre leurs commandements au milieu du bruit des vents et de la rumeur des vagues.

M. CONTY

Les *cornets acoustiques* renforcent aussi le son, mais en le

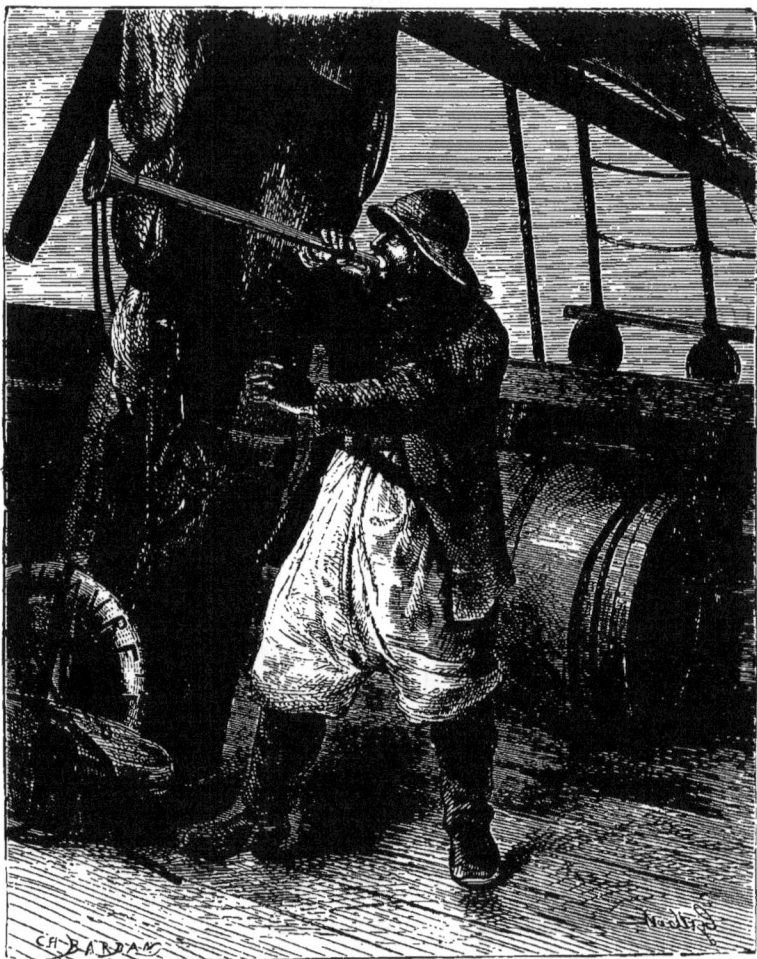

PORTE-VOIX DANS LA MARINE MARCHANDE.

condensant. C'est un tube conique, terminé par un entonnoir auquel on donne une infinité de formes.

Le sourd introduit la plus petite extrémité dans le canal auditif en dirigeant la partie évasée vers la bouche de son interlocuteur. Les vibrations sonores, se concentrant dans un espace de plus en plus restreint, augmentent nécessairement d'inten-

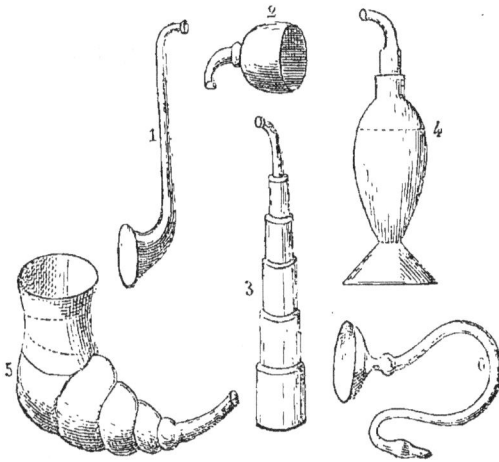

CORNETS ACOUSTIQUES.

sité et sont plus facilement perçues par une oreille moins sensible.

Connaissez-vous des intruments devenus d'un fréquent usage

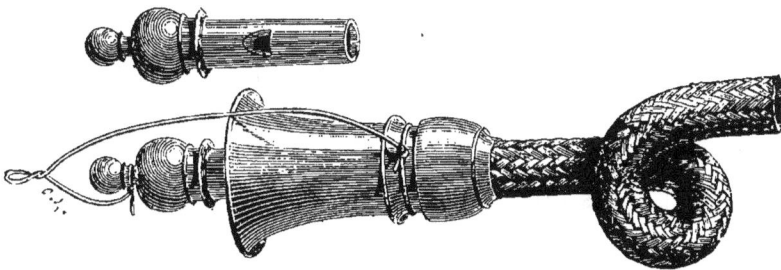

TUBE ACOUSTIQUE.

qui, sans amplifier la Voix, peuvent lui faire parcourir d'assez longs trajets en lui conservant son intensité?

MAURICE

Ce sont les *tubes acoustiques*. On articule à l'une des extrémités du tube les paroles à transmettre qui parviennent à l'oreille de l'auditeur placé à l'autre extrémité.

GEORGET

Alors il faut toujours avoir le tube placé dans l'oreille quand on veut en profiter ?

MADAME LAURIN

Non, Georget. L'auditeur ne pouvant rester aux aguets toute la journée, on a trouvé moyen de le prévenir quand il doit écouter.

MAURICE

Comment ! tu n'as jamais entendu le coup de sifflet d'appel d'un tube acoustique? Quand la personne qui doit écouter est prévenue par le signal, elle s'approche du tube, retire le sifflet placé à son extrémité et y substitue son oreille.

GEORGET

Ce doit être bien amusant de se parler sans se voir.

HENRIETTE

Et surtout fort commode dans beaucoup de circonstances.

MADAME LAURIN

Les tubes acoustiques sont utilisés dans les grands établissements, dans les ateliers, dans les hôtels, dans les usines, partout où l'on a besoin de communiquer souvent et rapidement avec des employés et des agents occupant des pièces éloignées ou des étages différents.

M. CONTY

Ils sont aussi usités sur les navires, pour donner des ordres aux mécaniciens, aux chauffeurs de la machine, dans les mines pour transmettre une foule d'avertissements.

HENRIETTE

Je comprends que ces tubes conduisent la Voix aussi loin parce que, renfermée dans un espace étroit, elle ne peut ni s'étendre, ni se perdre en route.

MAURICE

Grand-papa, encore un mot, je te prie. Pourrais-tu m'édifier un peu sur la machine parlante qui m'a tant émerveillé?

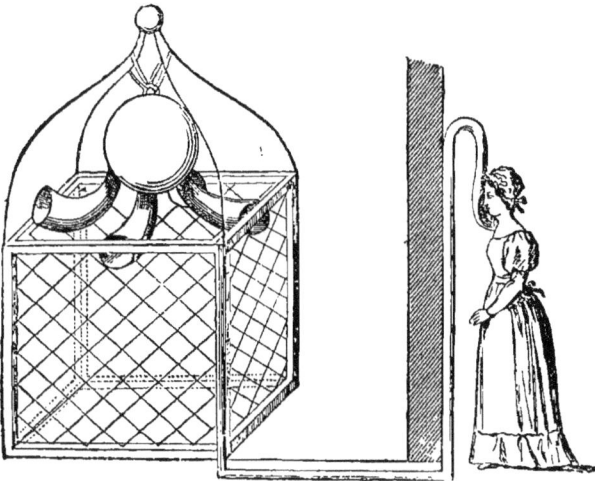

LA FEMME INVISIBLE.

HENRIETTE

Était-ce bien réellement une machine? n'étions-nous pas dupes de quelque supercherie dans le genre de celle de la femme invisible?

M. CONTY

C'était bien réellement une machine.

MAURICE

Comment donc fonctionnait-elle?

M. CONTY

On est arrivé à imiter la Voix humaine au moyen d'un larynx artificiel dans lequel les cordes vocales, vibrant sous l'action d'un soufflet qui fait office de poumons, sont remplacées par de fines lamelles de caoutchouc. Pour rendre l'effet plus saisissant, l'appareil a été placé à l'intérieur d'une poupée de grandeur nature.

MADAME LAURIN

Cette machine parlante m'impressionnait à un point que je ne saurais dire. C'était tellement contre nature d'entendre une Voix sortir de la bouche de ce mannequin que je ne pouvais m'y faire.

HENRIETTE

Ce n'est pourtant pas facile d'imiter la Voix humaine, qui peut parler, chanter, crier, rire, siffler, pleurer, gémir...

GEORGET

Tandis que moi avec ma voix j'imite tous les cris d'animaux. Je puis miauler, aboyer, rugir, braire, beugler, hennir, coasser, croasser, chanter, japper...

MAURICE

Oh! nous savons que tu excelles dans tous ces exercices musicaux.

HENRIETTE

Quelle variété de Sons nous pouvons émettre avec la Voix!

M. CONTY

Toutes les fois qu'un Son est produit par les vibrations régulières et périodiques et qu'on peut en percevoir le degré d'acuité ou de gravité, on dit que c'est un SON MUSICAL. Tous les autres sont considérés comme des BRUITS.

GEORGET

Le tonnerre, c'est du bruit, j'espère !

HENRIETTE

Le roulement d'une voiture est aussi un bruit.

GEORGET

Et le sifflet de la locomotive !

MAURICE

Et les détonations d'armes à feu.

GEORGET

Moi aussi je fais du bruit puisque maman me dit souvent : Georget, ne fais donc pas tant de bruit.

MADAME LAURIN

Je suppose que tu ne t'en vantes pas.

HENRIETTE

Que de bruits de toute nature autour de nous ! Nous ne sommes jamais dans un silence absolu.

M. CONTY

Le choc de corps durs, les frottements sont des causes constantes de bruits que nous percevons plus ou moins, selon l'attention que nous y prêtons.

MAURICE

Enfin, pour nous résumer, on peut dire que le Son, quel qu'il soit, est engendré par le mouvement d'un corps vibrant. Si les vibrations sont périodiques et régulières, c'est un *son musical;* si les vibrations sont irrégulières et non périodiques, ce n'est plus qu'un *bruit.*

CHAPITRE VIII

L'OREILLE

MAURICE

Est-ce assez merveilleux que le son, qui n'est qu'une suite de vibrations de l'air, possède et révèle tant de qualités !

Pour moi, je ne fais aucune difficulté de reconnaître la voix de la personne qui me parle ; je juge, d'après son tintement particulier, si la sonnette mise en branle est celle de la rue, de la salle à manger, d'une chambre à coucher ; je distingue nettement le son du clairon de celui d'une flûte ou d'une clarinette...

HENRIETTE

Et le chant de chaque oiseau ! et le bourdonnement des insectes ! et le sifflement du vent ! et le roulement du tonnerre ! Tous ces bruits, qui n'ont d'autre moyen de se propager que des vibrations, nous communiquent pourtant des impressions bien différentes.

M. GONTY

C'est que le sens de l'Ouïe atteint chez l'homme une extrême délicatesse.

Non seulement l'OREILLE reçoit et recueille les moindres vibrations de l'air, mais encore elle les mesure et les compte.

En percevant les sons, elle apprécie exactement leur intensité, leur hauteur, elle reconnaît les causes qui les produisent, elle estime leur distance.

HENRIETTE

Il faut donc que l'Oreille soit organisée avec une grande perfection.

M. CONTY

L'ouïe est, avec la vue, le plus sensible et le plus compliqué de nos sens. La structure de l'Oreille est peut-être plus curieuse encore que celle de l'œil.

MAURICE

Ce doit être bien intéressant d'étudier de quelle façon les vibrations de l'air sont recueillies et comment nous pouvons percevoir et distinguer cette multitude de sons.

MADAME LAURIN

Chaque fois que je pense au rôle important de l'Ouïe dans toutes les circonstances de la vie, je suis émerveillée.

M. CONTY

Je ne pourrai vous donner sur l'*audition* que des notions incomplètes, car les savants eux-mêmes ne sont pas d'accord pour expliquer d'une façon satisfaisante le rôle de plusieurs organes constituant l'appareil de l'Ouïe.

HENRIETTE

Nous ne tenons pas à en savoir autant que les savants, qui, paraît-il, ne savent pas tout.

MAURICE

Dis-nous de ce qu'on sait tout ce que nous pouvons comprendre.

M. CONTY

L'organe de l'Ouïe se divise en trois compartiments : l'*oreille externe*, l'*oreille moyenne*, l'*oreille interne*.

Je n'ai pas besoin de vous décrire longuement l'OREILLE EXTERNE exposée à tous les regards. Elle se compose du *pavillon*, *conque* ou *cornet*, destiné à recueillir les vibrations de

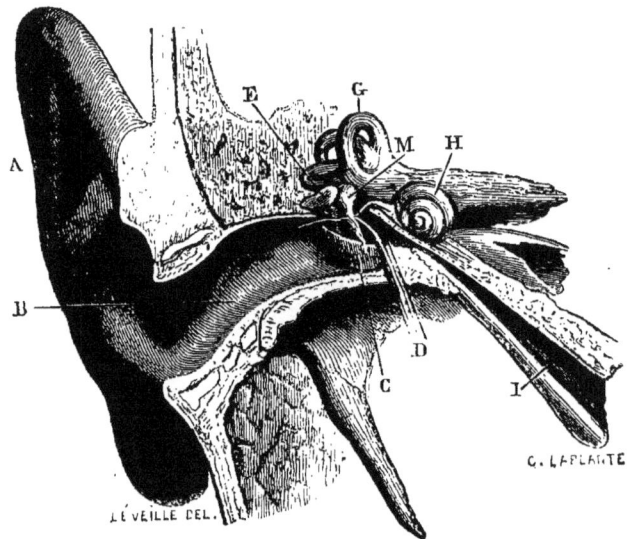

L'OREILLE HUMAINE

A, pavillon; B, conduit auditif externe; C, membrane du tympan; D, caisse du tympan; E, l'enclume; M, le marteau; G, canaux semi-circulaires; H, limaçon; I, trompe d'Eustache.

l'air, et du *canal auditif* qui le conduit jusqu'à l'oreille moyenne.

HENRIETTE

Ce premier compartiment extérieur n'est pas très compliqué.

M. CONTY

C'est aussi le moins important.

MADAME LAURIN

Chez beaucoup de peuples où l'on retrouve la coutume bar-
bare de l'ablation du *pavillon*, on ne remarque pas que les
malheureux mutilés deviennent sourds à cause de cela?

M. CONTY

Non. La privation de la *conque* n'amène pas forcément la
surdité. Nous pouvons même remarquer en passant que les
oiseaux, dont l'Ouïe est si remarquable, n'ont pas d'oreille
externe.

GEORGET

On ne peut pas en dire autant des éléphants!

HENRIETTE

C'est pourtant une fonction bien importante de recueillir les
sons; ceux qui ont l'Oreille dure le constatent bien, puisqu'ils
font usage de cornets acoustiques, qui ne sont pas autre chose
qu'un agrandissement du pavillon.

M. CONTY

Je ne dis pas que ce cartilage soit inutile. Est-ce que,
quand nous voulons percevoir un bruit confus et en connaître la provenance, nous ne plaçons pas la main à demi ouverte derrière le pavillon pour le compléter? Seulement, je
dis que son rôle est secondaire.

MAURICE

Alors pourquoi n'avons-nous pas, comme presque tous les
mammifères, la faculté de mouvoir nos Oreilles dans la direction
du son? Les chevaux, les chiens, les lièvres, dressent l'Oreille
au moindre bruit.

HENRIETTE

Voilà une perfection que je n'envie pas.

M. CONTY

La nature nous a bien donné les muscles nécessaires pour faire mouvoir nos Oreilles, mais peu d'individus ont le privilège d'exercer à la satisfaction des curieux ce petit talent de société.

GEORGET

Je préfère ne pas avoir des Oreilles d'âne.

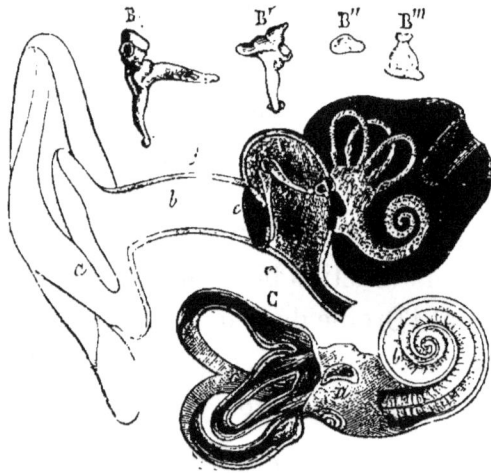

LE LABYRINTHE. — LE LIMAÇON.

A, figure théorique; *a*, conque auditive; *b*, méat auditif externe, formant avec la conque l'oreille externe; *c*, membrane du tympan et oreille moyenne remplaçant les osselets de l'ouïe; *c*, le labyrinthe ou oreille interne, contenu dans le rocher; B, les osselets de l'ouïe; B, le marteau; B', l'enclume; B'', l'os lenticulaire; B''', étrier; C, le labyrinthe; *a*, vestibule : au-dessus de la lettre *a* est la fenêtre ovale; au-dessous, la fenêtre ronde; *b*, le limaçon; *c*, canaux semi-circulaires.

MAURICE, plaisamment.

Cela t'irait pourtant bien.

M. CONTY

Chez les animaux dont tu parlais, et notamment chez le cheval, l'Oreille externe est un véritable cornet acoustique, tandis que la conque de l'homme ne paraît que médiocrement disposée pour concentrer et amplifier le son.

L'Oreille externe est surtout un organe protecteur de l'Ouïe, comme les paupières sont des voiles protecteurs de la vue.

GEORGET

Quelle différence! Nous pouvons ouvrir et fermer nos paupières, tandis que nous ne pouvons ni fermer ni ouvrir nos Oreilles.

MADAME LAURIN

Ce qui est fort regrettable. Il serait parfois si agréable de s'isoler dans le silence au lieu d'entendre forcément les sornettes et les balivernes des bavards.

M. CONTY

Je répondrai à l'objection de Georget que ce n'est pas par *occlusion* que l'Oreille externe protège l'oreille interne. Elle la met à l'abri de l'invasion des insectes et des poussières atmosphériques par les sinuosités et les saillies de la conque et du conduit auditif.

M, marteau ; E, enclume ; L, os lenticulaire ; K étrier.

Je passe à l'OREILLE MOYENNE, que vous ne pouvez voir et qui fait communiquer *l'oreille externe* avec *l'oreille interne*. C'est une cavité osseuse constamment alimentée d'air par la *trompe d'Eustache*, tube qui prend naissance dans l'arrière-bouche. Cette caisse aérienne est séparée du canal auditif par la *membrane du tympan*, ce qui l'a fait appeler *cavité tympanique* ou *caisse du tympan*. C'est en réalité un tambour minuscule recouvert par une membrane vibrante.

Sur la paroi opposée, de petites membranes analogues au tympan sont appliquées à deux ouvertures communiquant avec l'Oreille interne et portant le nom de *fenêtre ovale* et de *fenêtre ronde*.

Dans la caisse du tympan se trouve une chaîne de quatre

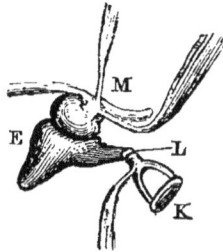

osselets que leurs formes ont fait nommer : le *marteau*, l'*enclume*, le *lenticulaire* et l'*étrier*.

La *chaîne des osselets* unit le *tympan* à la *fenêtre ovale;* elle se raccourcit ou s'allonge sous l'action de muscles particuliers, et, par suite, tend ou détend, plus ou moins, les membranes vibrantes qu'elle unit.

Je me suis servi tout à l'heure d'une expression qui serait impropre, si je ne la justifiais pas.

En comparant le tympan à un tambour, j'ai assurément évoqué chez vous le souvenir d'une membrane mise en mouvement par le choc de baguettes extérieures. Eh bien! dans l'Oreille, c'est le contraire qui a lieu. Le tympan n'est pas mis en vibration par la percussion d'un corps solide, mais par les ondes sonores de l'air. C'est la membrane tympanique qui vient frapper contre les baguettes merveilleuses, je veux dire contre la chaîne interne des osselets chargés de transmettre les vibrations plus loin.

GEORGET

Quel drôle de tambour qui renferme ses baguettes dans sa caisse!

HENRIETTE

Est-ce étonnant qu'il y ait ainsi de petits os dans l'Oreille!

MAURICE

Et la trompe d'Eustache! ce canal qui renouvelle incessamment l'air dans la cavité tympanique pour lui conserver ses qualités.

M. CONTY

La trompe d'Eustache, en renouvelant l'air d'une façon permanente, a aussi pour but de contre-balancer la pression de l'air extérieur. L'égalité de pression entre l'air atmosphérique et l'air de la caisse est indispensable au bon fonctionnement du tympan. Si la pression extérieure devenait la plus forte, la membrane serait refoulée à l'intérieur ; si au contraire la pression intérieure dominait, la membrane serait refoulée vers le dehors. C'est pourquoi il est bon d'ouvrir la bouche quand on tire le canon près de vous, parce qu'alors l'ébranlement de l'air se communiquant en partie dans l'Oreille moyenne par la trompe d'Eustache, atténue la différence de pression des deux côtés de la membrane du tympan.

MAURICE

Il est facile de concevoir que si la pression extérieure était considérablement plus forte que celle de l'intérieur, elle pourrait crever le tympan, comme j'ai vu déchirer la membrane tendue sur le crève-vessie dans lequel on faisait le vide à l'aide de la machine pneumatique.

HENRIETTE

Voilà donc pourquoi on dit aux enfants qui crient trop fort : Vous me brisez le tympan.

M. CONTY

La trompe d'Eustache obvie à ces inconvénients en réglant l'entrée ou la sortie de l'air.

MAURICE

Comment fonctionne-t-elle ?

M. CONTY

La trompe d'Eustache n'est pas un corridor ouvert à tous les vents. Elle est fermée par une porte qui s'ouvre chaque fois que nous faisons un mouvement de déglutition, soit pour avaler nos aliments, soit pour avaler notre salive.

HENRIETTE

Qu'arriverait-il si elle restait toujours ouverte ?

M. CONTY

Elle amènerait directement les sons dans la cavité tympanique, nous nous entendrions boire et manger, nous serions assourdis par le bruit de notre propre voix.

GEORGET

Et si elle restait toujours fermée?

MADAME LAURIN

Il est évident qu'une cause quelconque amenant l'obturation de la trompe d'Eustache entraînerait la surdité, puisqu'il faut que l'air qui remplit la caisse du tympan soit de même nature que l'air extérieur.

M. CONTY

Tout cela est-il bien compris?

HENRIETTE

Parfaitement.

M. CONTY

Venons donc à l'OREILLE INTERNE, nommée aussi *labyrinthe*. Cette Oreille mystérieuse, où s'accomplit le merveilleux phénomène de l'audition, se compose de trois parties : le *vestibule*, les *canaux semi-circulaires* et le *limaçon*.

Le *vestibule*, placé au centre du *labyrinthe*, entre les *canaux semi-circulaires* et le *limaçon*, communique avec la *caisse du tympan* par la *fenêtre ovale* et avec les trois *canaux semi-circulaires* par cinq orifices.

HENRIETTE

Qu'est-ce que ces canaux semi-circulaires?

M. CONTY

Ce sont des tubes acoustiques courbés en arc de cercle,

placés à angle droit les uns des autres et renflés à leur naissance par une expansion nommée *ampoule*.

Et le *limaçon*, pourquoi s'appelle-t-il ainsi?

Tout simplement parce qu'il ressemble au vulgaire colima-
çon. C'est un tube contourné en spirale comme une coquille
d'escargot.

L'intérieur de la spire est divisé par une cloison en deux
parties : l'une communique avec le vestibule et l'autre avec
la caisse du tympan par la *fenêtre ronde*. Un nerf spécial, dit
nerf acoustique, prend naissance au cerveau, entre dans l'axe
du limaçon, puis se divise et se subdivise en une multitude
de filets extrêmement déliés qui pénètrent chacun dans un
des innombrables organes vibrants dont la membrane intérieure du limaçon est tapissée.

Voilà qui devient compliqué.

Je simplifie et j'abrège pourtant.

Peut-être pourrais-tu nous expliquer maintenant le mécanisme de l'audition.

Il me tarde de savoir comment le son est perçu par notre
Oreille interne.

L'air est éminemment élastique. Toute secousse, toute agi-
tation, toute vibration, s'y propagent avec une extrême faci-

lité. Donc nous pouvons admettre que, les ondes sonores se transmettant ainsi de proche en proche, elles parviennent à l'Oreille.

HENRIETTE

Nous nous rappelons bien que le son est une suite de vibra-

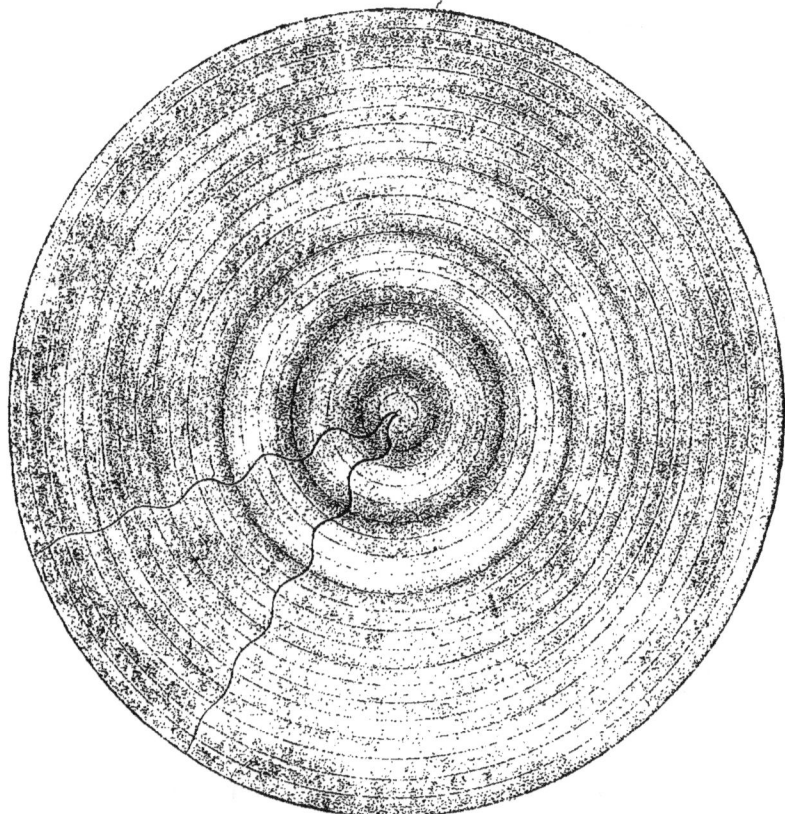

M.Rapine, sc

PROPAGATION DU SON DANS L'AIR.

tions produites par un corps élastique et qui se communiquent à l'air.

GEORGET

Alors, s'il n'y avait pas d'air, il n'y aurait pas de son?

M. CONTY

Certainement non. Quand on place une clochette ou un timbre dans un récipient où l'on a fait le vide, on n'entend plus ni le timbre, ni la clochette, bien qu'on les fasse vibrer.

MAURICE

Puisque les vibrations mettent l'air en mouvement et par conséquent le déplacent, le son, le bruit, peuvent donc être assimilés au vent?

M. CONTY

Tu peux prévoir qu'il n'en est rien. Le son se propage sans déplacer sensiblement les molécules vibrantes; elles oscillent, mais elles n'avancent pas.

Vous savez ce qui se passe quand on jette une pierre dans l'eau : autour du point où la pierre, en tombant, a causé l'ébranlement des molécules liquides, il se forme des ondes concentriques qui vont toujours s'élargissant. Si vous avez remarqué des corps légers flottant à la surface, vous vous apercevrez que les ondes qui les rencontrent ne font que les soulever sans les déplacer. Il en est de même dans ce cas : les molécules d'air oscillent sous l'influence des vibrations et reprennent leur position d'équilibre quand les ondes sonores sont passées.

MADAME LAURIN

Fort heureusement, car, sans cela, nous serions dans des courants d'air perpétuels.

HENRIETTE

A ce propos, je demanderai à grand-papa comment il se fait que les sons multiples qui ont tant d'origines différentes ne se mêlent pas, ne se confondent pas? Ainsi hier, au concert, non seulement je distinguais dans l'ensemble le jeu de chaque ins-

trument, mais j'entendais encore les piétinements des retar-
dataires, les frôlements des robes de soie, le jeu des éventails,
les bribes de conversation des indiscrets et des importuns.

M. CONTY

Je puis encore, cette fois, te faire comprendre ce phénomène

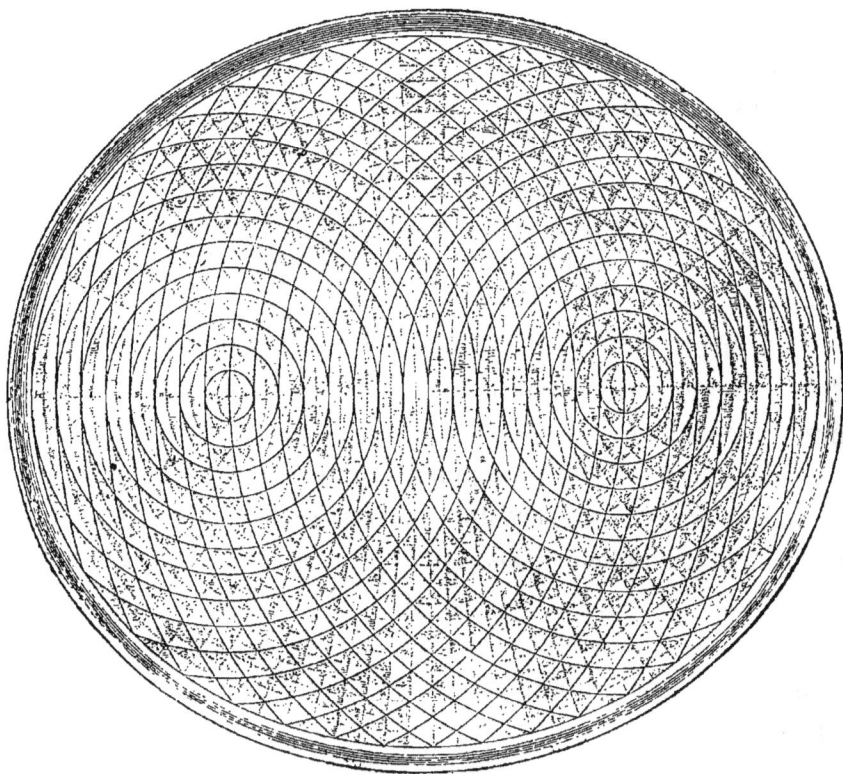

COEXISTENCE DES ONDES SONORES. FIGURE THÉORIQUE.

par analogie, en recourant à l'exemple des ondulations produites à la surface de l'eau.

Si tu jettes dans l'eau tranquille deux pierres à une certaine
distance l'une de l'autre, elles formeront deux centres d'é-
branlement autour desquels s'élargiront deux groupes d'ondes
circulaires qui se rencontreront et se pénètreront, et ton œil

pourra suivre isolément la marche de chacun de ces cercles ondulatoires.

Si, pendant l'épanouissement des ondes de ces deux systèmes, tu jettes d'autres pierres, tu verras se former de nouveaux groupes d'ondulations concentriques, comme si la surface de l'eau avait été unie et tranquille.

HENRIETTE

C'est entendu. Je comprends que les sons ne se mêlent pas et ne s'embrouillent pas; ce qui est vraiment merveilleux, car s'en produit-il des sons!

MADAME LAURIN

Plus encore que tu ne peux l'imaginer. Dans un orchestre, la plupart des auditeurs n'entendent avec netteté que le son fondamental, tandis que les oreilles exercées perçoivent les sons harmoniques.

MAURICE

L'air est bien, suivant l'expression vulgaire, le véhicule du son; mais les autres gaz, les liquides et les solides possèdent aussi à divers degrés le pouvoir de transmettre le son.

M. CONTY

Il est avéré que les plongeurs entendent, quoique plus faiblement, les sons qui se produisent à la surface et que deux cailloux frappés par eux l'un contre l'autre au fond de l'eau leur font entendre un bruit assez fort.

HENRIETTE

Je crois me rappeler que les corps solides sont généralement bons conducteurs du son. Les sauvages savent bien cela quand, appuyant l'oreille contre terre, ils sont avertis de l'approche de leurs ennemis, même à une grande distance.

M. CONTY

De tous les corps solides, le bois est celui qui conduit le mieux le son. L'Oreille appliquée contre l'extrémité d'une longue poutre perçoit le son que produit une pointe d'épingle grattant l'extrémité opposée.

Dans une expérience célèbre, un savant donna à toute une société un concert qui parut d'abord tenir de la sorcellerie.

A un signal donné, le salon s'emplit d'harmonie et les auditeurs stupéfaits et charmés entendaient l'ouverture de *Guillaume Tell* admirablement exécutée sans musiciens et sans instruments.

Quand on eut bien crié au prodige, le savant révéla son secret. Les musiciens, placés dans la cave, étaient mis en relation avec une planchette de sapin, établie au milieu de la salle de concert par l'intermédiaire de longues perches de sapin qui traversaient les planchers des étages inférieurs. Chaque baguette de bois unissait un des instruments à la planchette de sapin installée au quatrième étage et lui communiquait ses vibrations harmoniques.

MADAME LAURIN

De sorte, que pour des gens non prévenus, cette planchette de sapin était tout un orchestre magique.

M. CONTY

Cette expérience, aussi amusante qu'instructive, est basée sur un phénomène d'acoustique très connu. Le son, qui se propage dans l'air avec une vitesse de 340 mètres par seconde, parcourt 4000 mètres environ dans le même temps, en suivant les fibres d'une pièce de bois.

La transmission du son peut aussi s'effectuer par le crâne et par toutes les parties osseuses de la tête. Bouchez avec soin le conduit auditif d'une de vos Oreilles et présentez une montre au pavillon, vous ne percevrez aucun bruit; mais si, votre Oreille restant bouchée, vous mettez la montre en contact avec la saillie osseuse placée derrière l'Oreille, vous en entendez immédiatement le tic-tac. Deux personnes placées loin l'une de l'autre et parlant tout en tenant un fil métallique entre leurs dents s'entendent parfaitement.

Je puis encore vous indiquer une expérience qui sera un véritable jeu. Suspendez une cuiller d'argent à un fil que vous

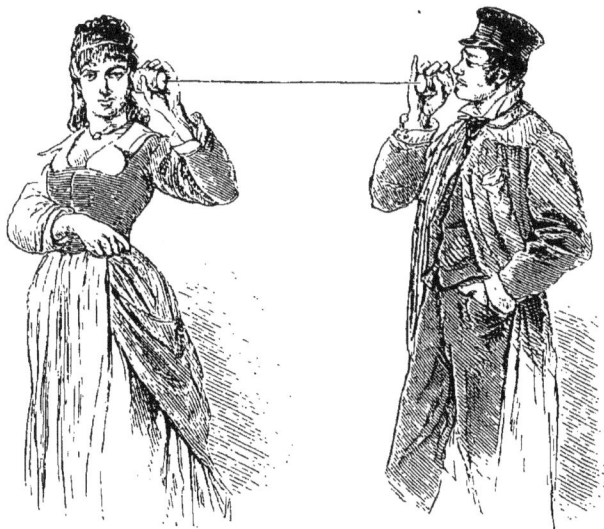

TÉLÉPHONE A FICELLE.

enroulez autour de l'index d'une de vos mains et introduisez profondément ce doigt dans le conduit auditif. Frappez alors le rebord d'une table avec la cuiller en la balançant. Les vibrations sonores de la cuiller, transmises à travers le fil, le doigt et les parties osseuses de l'oreille, arriveront au labyrinthe avec une telle intensité, que vous croirez entendre le bourdon d'une église.

C'est sur le principe de la propagation du son par les solides que reposent l'*audiphone*, ce nouvel instrument d'acoustique qui permet aux sourds-muets d'entendre même des sons musicaux, et le *téléphone*, qui transmet la parole à distance.

Cette petite digression était nécessaire pour vous faire bien concevoir le mécanisme de l'AUDITION.

Les vibrations de l'air, engendrées par les ébranlements d'un corps et propagées dans l'air, se communiquent d'abord au tympan, qui à son tour les transmet, par les chaînes du tympan, à la fenêtre ronde. Sous l'influence des cloisons vibrantes des deux orifices, l'humeur *vitrée auditive* du labyrinthe, destinée à transporter les ondes sonores, est mise en vibra-

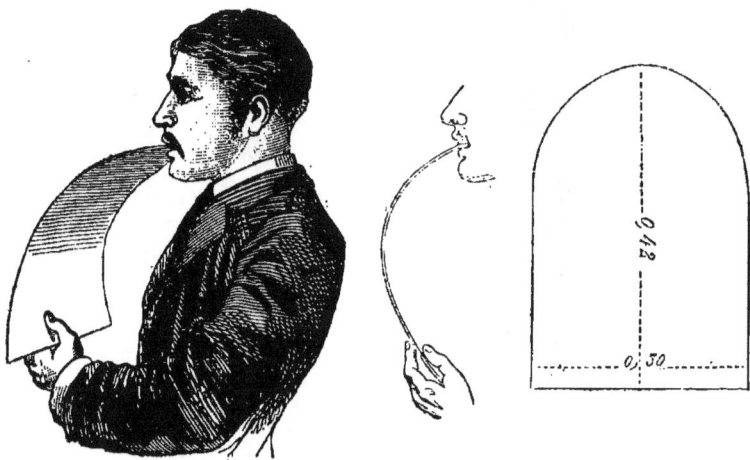

AUDIPHONE.

tion en même temps que les fibres et les filets nerveux qui flottent dans ce liquide.

MAURICE

Comment a-t-on pu découvrir toutes ces fonctions des organes de l'Ouïe !

M. CONTY

On a fait bien d'autres découvertes ! Mais il reste encore des mystères que les physiologistes n'ont pu pénétrer et les théories émises ne sont actuellement ni assez précises ni

assez certaines pour que je me hasarde à vous les développer.

HENRIETTE

Comment imaginer qu'on découvrira jamais de quelle façon
nous pouvons saisir les nuances infinies qui particularisent
les sons si multiples et si divers !

M. CONTY

Mais la découverte est faite. Des savants spéciaux affirment

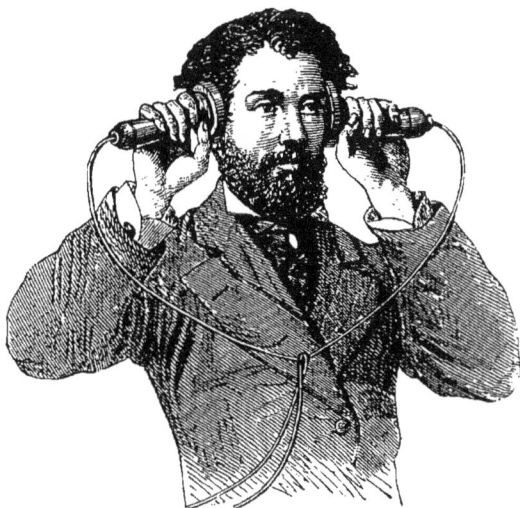

TÉLÉPHONE.

avoir pénétré la plus grande partie de ce secret. Ainsi, le
limaçon nous donnerait la perception des sons musicaux au
moyen de 3000 fibrilles vibrantes accordées pour différentes
élévations de tons et mises en excitation par autant de filets
nerveux émanant du nerf acoustique. Ces fibrilles sont appe-
lées *organes de Corti*, du nom du physiologiste qui en a fait la
découverte.

Les bruits seraient recueillis et perçus par des organes non
accordés, disséminés dans l'intérieur du vestibule et des canaux semi-circulaires.

MADAME LAURIN

Tu nous conduis de merveille en merveille.

HENRIETTE

Étonnons-nous donc, après cela, qu'une Oreille exercée sai-
sisse les moindres différences entre les sons, comme l'œil du
peintre apprécie tous les tons de ce que j'ai entendu appeler
la *gamme des couleurs !*

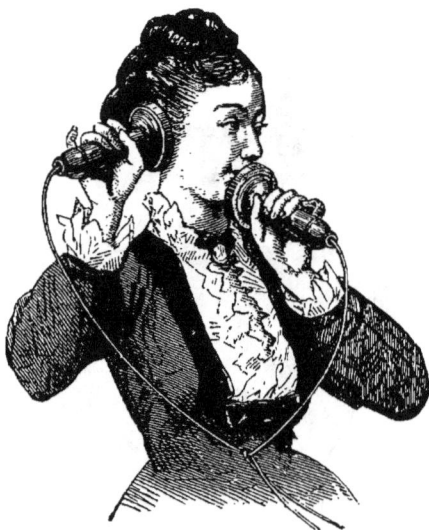

TÉLÉPHONE.

GEORGET

Pourquoi donc avons-nous deux Oreilles?

MAURICE

Nous avons deux Oreilles comme nous avons deux yeux ; ce
n'est sans doute pas sans nécessité. Si nous en perdons une,
il nous en reste une autre.

M. CONTY

Il est probable que le doublement de cet organe a pour but

de nous renseigner sur les directions du son. Bandez-vous les
yeux et bouchez une de vos Oreilles : de quelque côté que vienne
le son, vous l'entendrez dans la direction de l'Oreille libre.

GEORGET

Si bien que ceux qui sont sourds d'une Oreille ne savent
jamais d'où vient le son.

MADAME LAURIN

Ils y ont grand'peine, mais ils y arrivent tant bien que mal
en se rendant compte par les yeux de la cause qui produit le son
et en tournant la tête de façon à déplacer leur bonne Oreille.

MAURICE

Il doit y avoir beaucoup de gens qui entendent moins bien
d'une Oreille.

MADAME LAURIN

C'est une infirmité très fréquente.

MAURICE

Moi, j'ai l'Oreille gauche moins fine.

M. CONTY

On a cru remarquer qu'il en est ainsi le plus souvent. Si
nos muscles sont plus développés par l'exercice du côté
droit, les organes du côté gauche prennent leur revanche sous
le rapport de la sensibilité. La main droite est plus habile,
mais la main gauche apprécie mieux les variations de température et de pression. L'Oreille droite perçoit des sons plus
aigus, mais l'Oreille gauche entend plus nettement.

MADAME LAURIN

A quoi attribue-t-on cette préférence de la nature pour
l'Oreille gauche?

M. CONTY

On a prétendu que c'est parce que l'on dort plus souvent sur l'Oreille droite. Je vous donne l'explication pour ce qu'elle vaut.

MAURICE

Ce serait joliment le cas de ne pas dormir sur les deux Oreilles !

CHAPITRE IX

Henriette et Maurice venaient de jouer un morceau pour piano et violon, suivant leur coutume, après la petite promenade qui suivait le dîner. Georget, qui aimait mieux, disait-il, dormir tranquillement dans son lit qu'au son de la musique, était monté se coucher.

HENRIETTE, quittant le piano et venant s'asseoir près de sa mère.

Je sais que je n'ai pas besoin pour bien jouer du piano et pour bien chanter de connaître les causes qui déterminent le *ton* ; je serais pourtant curieuse de m'en rendre compte.

MADAME LAURIN

Et tu as raison. Bien que la musique soit un art qu'il n'est pas nécessaire d'étudier par A + B, un peu de science ne gâte rien.

MAURICE

Une petite leçon d'acoustique ne nous serait pas inutile.

M. CONTY

Je suis prêt à la donner.

Les sons musicaux, vous le savez, ne nous procurent pas tous la même sensation : ils sont plus ou moins graves, plus ou moins aigus, plus ou moins intenses ; ils sont plus ou moins harmonieux. De là les distinctions qu'on fait en acoustique de la TONALITÉ et du TIMBRE.

La Tonalité, ou le TON, dépend de la régularité des vibrations sonores qui obéissent aux mêmes lois que celles du pendule.

Les oscillations des corps élastiques sont *isochrones*, c'est-à-dire que chacune des oscillations d'un corps s'exécute dans le même temps. Quand l'amplitude est plus considérable, les vibrations sont plus rapides ; quand l'amplitude diminue, les vibrations sont plus lentes. D'où il résulte qu'il y a tou-

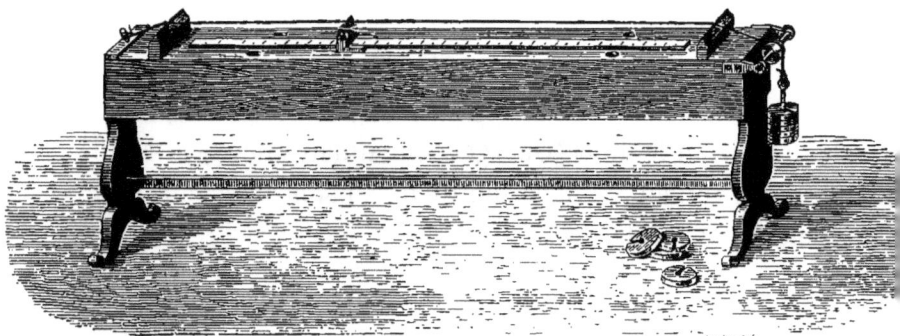

SONOMÈTRE.

jours le même nombre d'oscillations dans le même temps pour un même corps.

C'est le nombre de ces vibrations dans une seconde qui détermine le *ton ;* c'est de leur amplitude que dépend l'*intensité.*

MADAME LAURIN

Donne-nous un exemple simple d'où nous puissions conclure la règle générale.

M. CONTY

Supposez une corde tendue par ses deux bouts sur un chevalet et donnant le *la* normal de 870 vibrations à la seconde. Si vous la pincez en l'éloignant du point de repos, elle vibrera en faisant entendre nettement le son fondamental de ce *la*.

Tendez la moitié de cette corde de la même manière, faites-la vibrer à son tour : vous obtiendrez cette fois des vibrations de moitié plus courtes, mais deux fois plus rapides, et vous entendrez le *la* de l'octave suivante produit par 1740 vibrations à la seconde.

Si, au contraire, vous prenez une corde deux fois plus longue que la première, elle fera des vibrations deux fois plus grandes, mais deux fois moins rapides, et vous entendrez le *la* de l'octave précédente produit par 345 vibrations à la seconde.

MAURICE

Nous voyons nettement que la gravité du Ton est en raison directe de la longueur de la corde et son acuité en raison inverse.

MADAME LAURIN

Ou, pour être plus précis, que l'acuité du Ton est en raison directe du nombre des vibrations, et la gravité en raison inverse.

HENRIETTE

Je comprends parfaitement. Ainsi, quand nous entendons deux sons à l'octave, le Ton le plus élevé transmet à notre oreille, dans le même temps, le double de vibrations que le Ton le plus grave.

M. CONTY

Cette loi des cordes vibrantes n'est pas neuve : elle a été découverte par le célèbre Pythagore, qui, à l'aide d'un appareil ingénieux, appelé *monocorde*, a rendu sensible pour l'œil ce que l'oreille mesure parfaitement sans son secours.

MAURICE

Dans ce cas, l'Ouïe est bien plus sensible que la vue. Quand je joue du violon, je ne regarde jamais où je dois poser les doigts pour raccourcir les cordes. Mon oreille seule guide mon toucher.

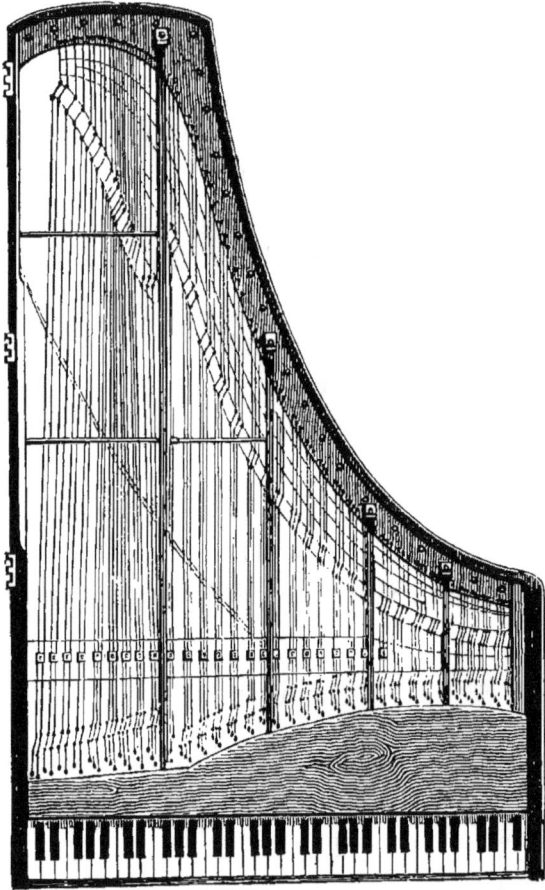

CLAVIER, CORDES, CAISSE SONORE ET TABLE D'HARMONIE
DU PIANO.

MADAME LAURIN

L'octave est le Ton le plus facile à saisir. Quand tu chantes de ta voix grave un air quelconque, tu entends immédiatement Georget reprendre le refrain à l'octave supérieure sans se douter de la transposition.

M. CONTY

Ce que nous avons dit à propos du monocorde de Pythagore, que reproduit le *sonomètre* moderne, peut s'appliquer aux cordes du piano d'Henriette.

Le *la* de ce piano est accordé sur le diapason du Conservatoire de Paris, de même que tous les instruments.fabriqués en France; car vous savez qu'une loi, qui ne date que de 1859, nous a donné un diapason officiel de 870 vibrations à la seconde.

Les luthiers de France sont donc obligés d'accorder leurs instruments sur ce diapason-type, comme les orfèvres et les bijoutiers sont contraints de faire poinçonner [leurs bijoux au contrôle de la monnaie.

MAURICE

Ou comme toutes les mesures légales doivent être rapportées au mètre et poinçonnées aussi.

HENRIETTE

Est-ce qu'il y a eu d'autres diapasons?

M. CONTY

Pourquoi pas? En 1857, le diapason des théâtres de Vienne s'élevait à 890 vibrations; celui de Berlin à 897; celui du théâtre de San-Carlo, à Naples, à 890; celui du théâtre de la Scala, à Milan, à 903; celui de Londres atteignait un maximum de 910 vibrations.

MADAME LAURIN

Aussi les artistes français ne pouvaient-ils chanter dans ces différents théâtres sans s'érailler la voix.

M. CONTY

Le nombre de 870 vibrations de notre diapason offre l'inconvénient de ne pouvoir se subdiviser exactement pour le calcul de la gamme. Voici, par exemple, le nombre de vibrations de toutes les notes de la gamme tempérée du piano.

do	ré	mi	fa	sol	la	si	do
517,3	580,7	651,8	690,5	775,1	870	976,5	1034,6

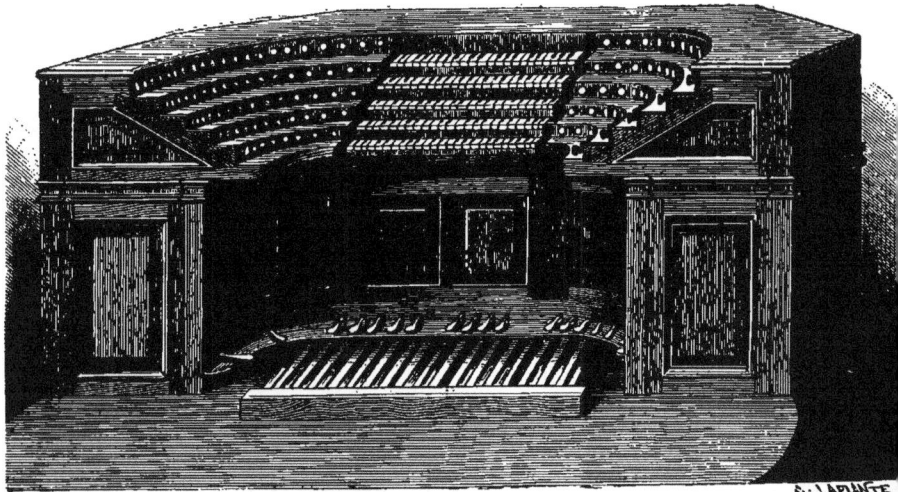

CLAVIER DU GRAND ORGUE DE NOTRE-DAME DE PARIS.

MADAME LAURIN

On obtiendra le nombre de vibrations des notes correspondantes des autres octaves en doublant les nombres de l'octave précédente et en prenant la moitié de ceux de l'octave qui suit.

HENRIETTE

Oui, mais ces nombres de vibrations sont ceux qui conviennent au piano.

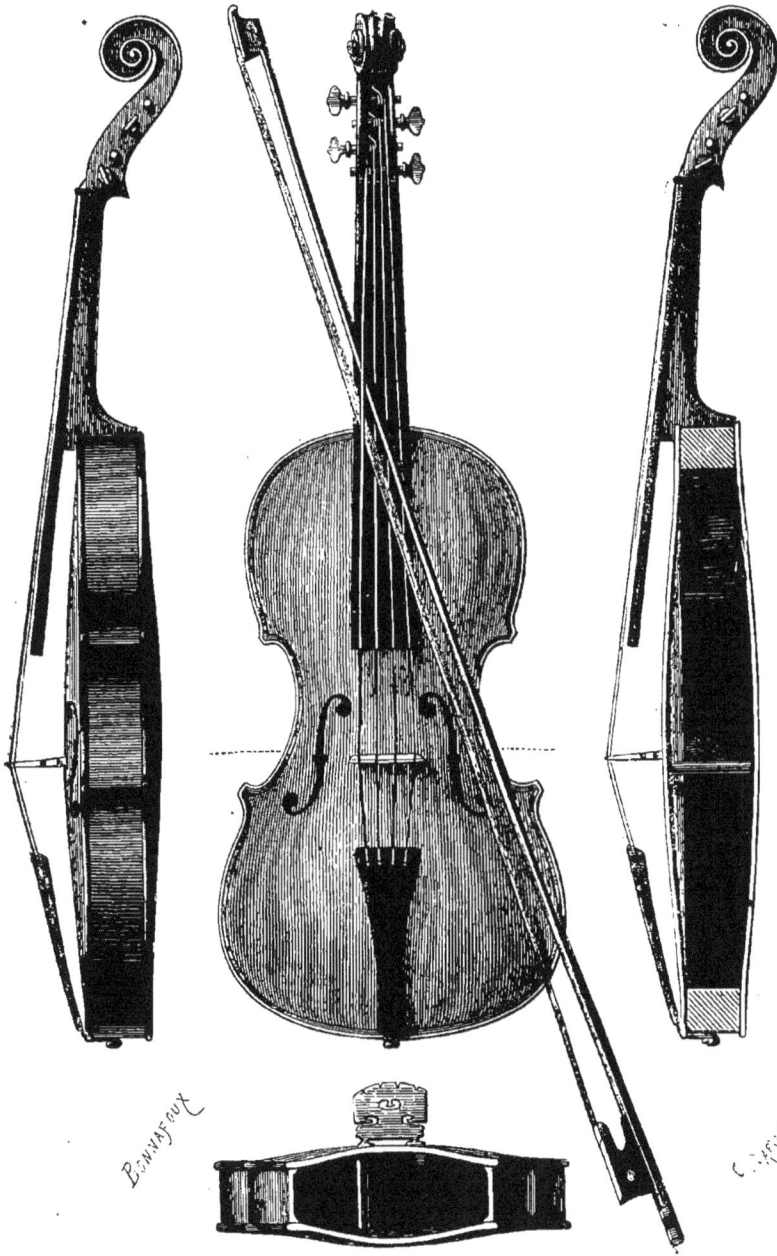

VIOLON.

M. CONTY

Les mêmes notes correspondent dans tous les instruments au même nombre de vibrations.

MADAME LAURIN

Il est clair que tous les instruments ne peuvent offrir les mêmes ressources, ni donner, par conséquent, tous les nombres de vibrations correspondant aux notes perceptibles à notre oreille.

MAURICE

Quelles sont donc les notes que nous pouvons percevoir?

M. CONTY

Pour qu'un son soit considéré comme ayant vraiment le caractère musical, il faut qu'il soit produit au moins par 80 vibrations et au plus par 6000. L'*ut* de 65 vibrations, et même le *ré* de 75, sont difficilement perçus. Les notes plus graves ne produisent qu'un bourdonnement, et les Tons trop aigus deviennent criards et nous affectent péniblement.

HENRIETTE

Mon piano, comprenant sept octaves, reste bien dans la limite que tu indiques.

M. CONTY

Il y a de grandes orgues qui comprennent environ les dix octaves qu'une oreille exercée peut percevoir.

MAURICE

Les notes du violon parcourent quatre octaves, qui, d'après mon estimation, doivent se tenir entre 400 et 6000 vibrations, mais les violonistes habiles peuvent obtenir des notes bien plus aiguës.

M. CONTY

Les notes de la contre-basse restent au contraire comprises entre 80 et 350 vibrations.

MADAME LAURIN

La voix humaine, qui peut donner le *fa* de la première octave et atteindre l'*ut* de la sixième, est donc capable de produire des notes de 87 à 4200 vibrations.

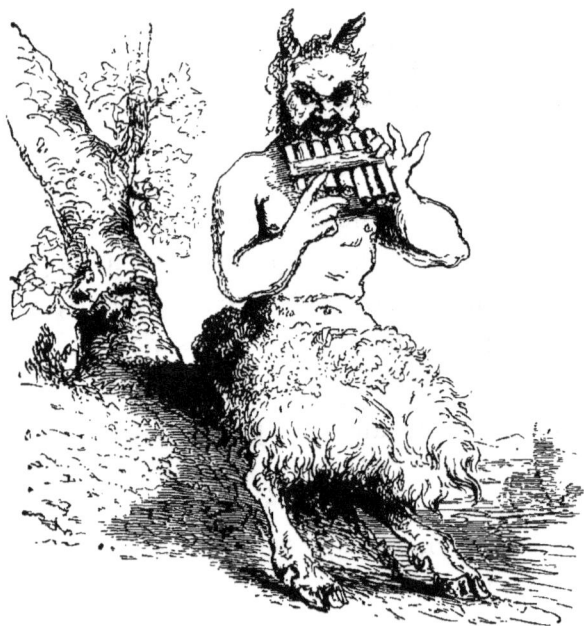

FLUTE DE PAN.

MAURICE

Puisque la moitié d'une corde donne l'octave aiguë que donnait la corde entière, les trois quarts de la corde donneraient donc la *quarte*, et les deux tiers, la *quinte ?*

HENRIETTE

C'est-à-dire que si la corde entière donne un *ut*, la moitié de la corde donnera l'*ut* de l'octave suivante, les trois quarts en donneront le *fa*, et les deux tiers, le *sol*.

MADAME LAURIN

Très bien, Henriette.

M. CONTY

Le nombre de vibrations et par suite la justesse de la note ne dépendent pas seulement de la longueur de la corde, elles dépendent encore de la tension de cette corde.

MAURICE

C'est bien connu. J'accorde mon violon en tendant les cordes. Cependant il faut encore tenir compte de la nature des cordes et de leur densité.

HENRIETTE

Et dans les instruments à vent, de quoi dépend le nombre de vibrations?

M. CONTY

De la longueur de la colonne d'air en vibration. L'orgue et la flûte de Pan vous en donnent des exemples frappants : plus les tuyaux sont longs, plus la colonne d'air qu'ils reçoivent est longue, plus la note qu'ils donnent est grave.

MAURICE

Voilà donc pourquoi, dans les instruments à vent qui n'ont qu'un seul tuyau, comme la flûte, le flageolet, la clarinette, il y a, à des distances déterminées, des trous que les doigts ouvrent et ferment pour allonger ou raccourcir la colonne vibrante de l'air qu'on y insuffle?

HENRIETTE

Je ne comprends pas encore pourquoi les tubes de certains instruments de cuivre sont si singulièrement contournés.

M. CONTY

La colonne d'air d'un instrument tenu à la main ne pouvait être longue qu'à la condition d'enrouler le tube, et il fallait bien mettre à la portée des doigts les pistons qui raccourcissent la colonne vibrante en livrant passage à l'air.

HENRIETTE

Ah ! bon. Les contournements bizarres de l'ophicléide et du cornet à piston, par exemple, ne sont pas pure affaire de caprice, de goût, comme je le croyais ; c'est une disposition commode pour présenter les clefs et les pistons aux doigts du musicien. Voilà une chose très simple dont je ne me serais jamais avisée.

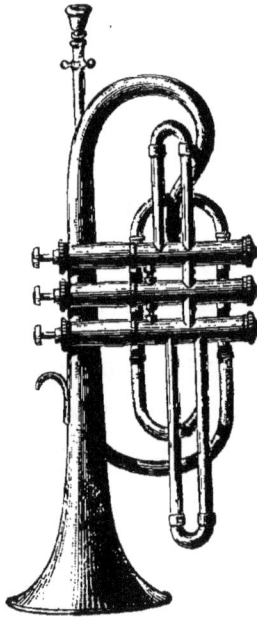

MAURICE

Maintenant que nous voilà bien édifiés sur la TONALITÉ, fais-nous comprendre ce que c'est que le timbre.

M. CONTY

Le TIMBRE dépend surtout des *sons harmoniques*. Quand on fait vibrer une corde, donnant, je suppose, le *la* normal, il se forme sur la longueur

CORNET A PISTON.

de cette corde des *nœuds* qui la divisent et la subdivisent en parties vibrantes donnant des sons dits *harmoniques*, qui se marient au son fondamental en altérant la forme des ondes sonores ayant la même période de vibration.

C'est par la forme différente qu'affectent les ondes sonores de ces sons harmoniques associés au son fondamental, que

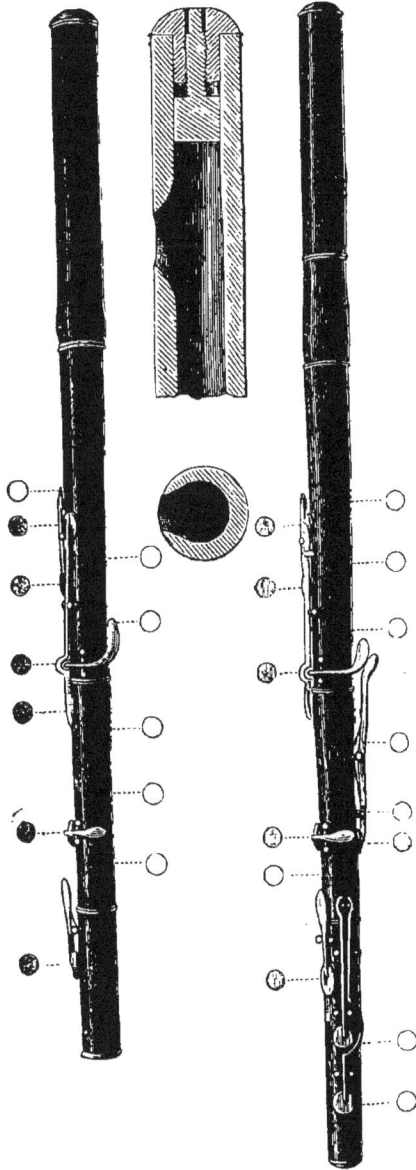

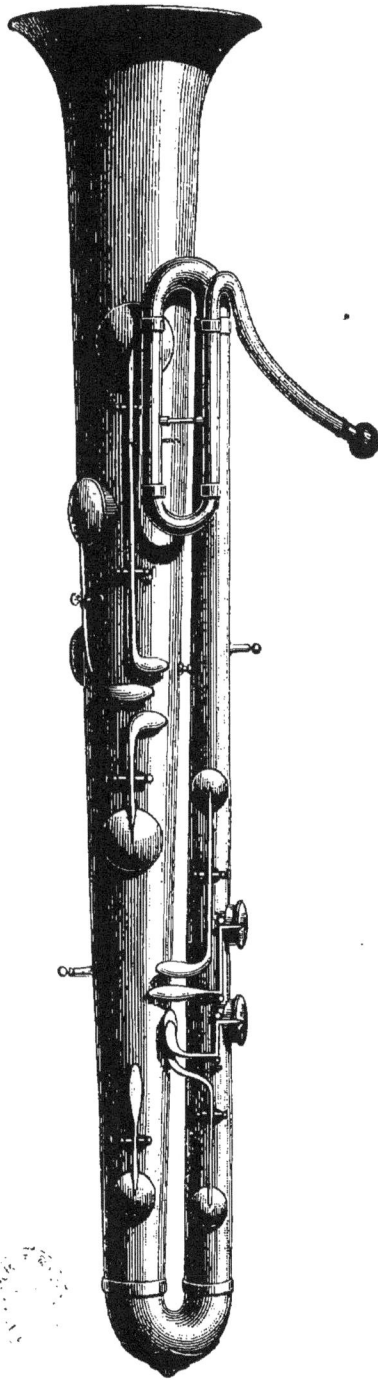

FLUTE.   OPHICLÉIDE.

s'explique l'impression différente donnée à notre oreille par les divers instruments de musique et qu'on appelle le TIMBRE.

MADAME LAURIN

Les divers instruments de musique ont leur Timbre particulier, comme la voix humaine.

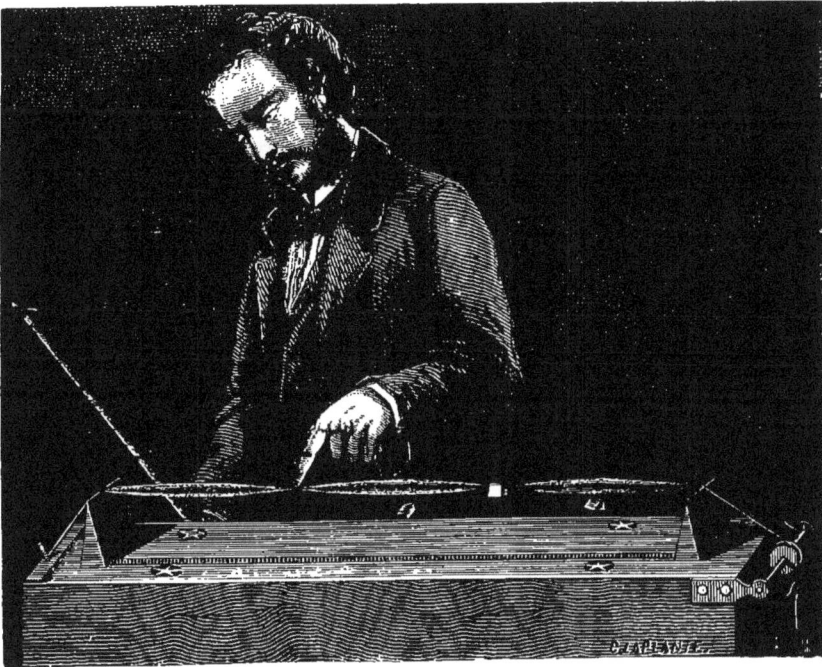

SONS HARMONIQUES.

M. CONTY

Qu'Henriette donne sur son piano le *la* normal, que Maurice répète le même *la* sur son violon et que tu le reproduises avec la voix, vous aurez tous trois émis une note faisant 870 vibrations, mais ayant son Timbre particulier.

MADAME LAURIN

Ne pourrait-on pas dire que les sons fondamentaux sont des

sons simples et que les sons harmoniques sont des *sons composés ?*

M. CONTY

Ce serait très juste. Il est bien compris qu'il y a peu ou point d'instruments dont le son fondamental ne soit accompagné de sons harmoniques. Une oreille même exercée ne les distingue pas toujours; elle perçoit seulement de leur association un *timbre* qui caractérise l'instrument.

HENRIETTE

Voilà qui est clair. C'est l'association des sons harmoniques et du son fondamental qui détermine le Timbre.

M. CONTY

Et quand cette association se fait dans de bonnes conditions, il en résulte un tel éclat, un tel charme, qu'on a pu dire que *le timbre est le relief et le coloris des sons.*

CHAPITRE X

Un matin, Henriette, munie d'un joli panier et d'un élégant sécateur, s'en allait au potager cueillir des pêches et du raisin pour le dessert de la journée. Au moment de partir, elle se retourna sur le seuil de la porte du vestibule en criant de sa voix joyeuse :

— Qui veut venir avec moi ?

— Moi ! moi ! s'écria Georget.

— Présent ! répondit Maurice.

— Alors, qui m'aime me suive ! ajouta-t-elle.

— Voilà une invitation qui ne souffre pas de refus, dit M. Conty en s'adressant à madame Laurin.

Et toute la famille escorta la charmante enfant. Georget ne resta pas longtemps dans le groupe. Il se mit à courir de ci, de là, dans les allées, bondissant comme un chevreau, poussant des cris joyeux comme une hirondelle au vol.

Tout à coup il s'arrêta. Un écho venait de lui renvoyer les éclats de sa voix et il s'amusa à provoquer cet écho qui semblait prendre part à ce jeu.

Henriette l'entendit, et, tout en faisant sa cueillette, elle dit à sa mère :

Voilà Georget en conversation avec son ami. Il n'en a plus peur maintenant, mais je me souviens qu'autrefois il ne voulait pas venir seul dans le potager, parce que, prétendait-il, quelqu'un s'y cachait pour se moquer de lui.

MADAME LAURIN

Je comprends qu'un enfant soit impressionné par un ÉCHO. Il y a dans ce phénomène quelque chose de mystérieux qui paraît surnaturel.

HENRIETTE

C'est qu'il était très effrayé. Je n'ai réussi à le rassurer qu'en lui montrant que la voix se moquait aussi de moi.

M. CONTY

Et quelle explication lui as-tu donnée de ce phénomène?

HENRIETTE

Eh bien ! mais je lui ai dit que c'était un *écho*.

M. CONTY

Et qu'est-ce qu'un ÉCHO

HENRIETTE

Ah ! ma foi, je n'en sais rien.

MAURICE, raillant.

Écho n'est plus un son qui dans l'air retentisse.
C'est une Nymphe en pleurs qui se plaint de Narcisse !

MADAME LAURIN

Les Grecs, qui ont personnifié les phénomènes de la nature, avaient fait de l'Écho une Nymphe punie par Junon de son indiscret bavardage; condamnée à ne plus parler que quand elle serait interrogée, il ne lui était permis de répéter que les derniers mots de son interlocuteur.

MAURICE, riant.

Voilà une punition cruelle qui ne pouvait être imaginée que par une femme, fût-elle déesse !

M. CONTY

Nous qui sommes moins poétiques, nous avons reconnu que l'écho n'est qu'une simple conséquence des lois de la propagation et de la réflexion du son.

MAURICE

Si bien que, pour comprendre la cause naturelle des Échos, il faut connaître certains principes élémentaires d'acoustique.

MADAME LAURIN

Vous êtes à même de comprendre ce phénomène, puisque vous savez comment le son se propage dans tous les milieux, et comment ses mouvements vibratoires sont apportés au nerf acoustique.

M. CONTY

Avant de vous expliquer la cause des Échos, j'ai encore besoin de vous apprendre quelle est la vitesse du son.

Vous avez eu assez souvent l'occasion de voir au loin un chasseur qui tirait un perdreau, pour avoir remarqué que le bruit de la détonation se faisait entendre un temps appréciable après avoir vu la fumée du coup de fusil et la chute de l'oiseau.

Si vous avez réfléchi sur ce fait, vous avez dû penser que le son ne se propage pas aussi vite que la lumière.

MAURICE

En effet, la vitesse de la lumière est telle, qu'elle peut être considérée comme instantanée.

M. CONTY

La vitesse du son, au contraire, est très appréciable, elle a été mesurée plusieurs fois. Les expérimentateurs n'ont pas toujours été d'accord, mais comme cette vitesse dépend de beaucoup de circonstances, du vent, de la température, de l'altitude, on peut, dans les cas ordinaires, se contenter de l'approximation obtenue.

MAURICE

Je me rappelle que la vitesse du son dans l'air peut être évaluée à 340 mètres par seconde.

M. CONTY

Il ne me reste plus qu'à vous faire comprendre que le son, qui rayonne dans tous les sens autour du centre du mouvement vibratoire, comme la lumière, a, comme celle-ci, la propriété de se *réfléchir*, c'est-à-dire de revenir en arrière quand il rencontre un obstacle qui l'arrête.

Quoique les lois de la *réflexion* des rayons lumineux ne soient pas tout à fait applicables au son, il y a trop peu de différence pour que j'en tienne compte dans nos explications.

Vous avez certainement observé vous-mêmes que, quand un rayon lumineux rencontre un miroir, il ne le traverse pas et rebondit, pour ainsi dire, à la façon d'une balle élastique. Si le rayon est perpendiculaire au plan du miroir, il revient au point de départ.

HENRIETTE

Quand je suis en face d'une glace, mon image, donnée par l'ensemble des rayons réfléchis émanant de moi, me revient directement.

M. CONTY

Je n'ai pas besoin de vous parler des rayons obliques, qui sont réfléchis obliquement, ni vous dire qu'il en est de même des sons réfléchis.

HENRIETTE

Je devine facilement la relation qui doit exister entre le son et la lumière.

M. CONTY

Voyons d'abord le cas le plus simple et prenons pour exemple l'Écho du potager.

Plaçons-nous donc à 34 mètres de ce mur et prononçons une syllabe sonore. Au moment où nous achèverons notre unique syllabe, nous entendrons l'écho la répéter.

MAURICE

Pourquoi cette distance de 34 mètres?

HENRIETTE

Pourquoi une seule syllabe?

M. CONTY

Tu m'as dit tout à l'heure, Maurice, que le son parcourt 340 mètres par seconde; il parcourt donc 34 mètres dans un dixième de seconde, 68 mètres en deux dixièmes de seconde. Or notre syllabe mettra un dixième de seconde pour aller jusqu'au mur et un autre dixième de seconde pour en revenir. C'est-à-dire qu'elle parcourra les 68 mètres à franchir, aller et retour, en deux dixièmes de seconde. Et puisque pour prononcer cette syllabe, il nous a fallu deux dixièmes de seconde, elle nous reviendra justement au moment où nous aurons fini de la prononcer.

MAURICE

Je vais maintenant me placer à 68 mètres pour avoir le temps de prononcer deux syllabes avant qu'elles me reviennent.

HENRIETTE

Nous pouvons donc faire répéter à l'Écho autant de syllabes qu'il y a de fois 34 mètres dans la distance qui nous sépare de l'obstacle?

M. CONTY

Théoriquement, oui; mais pratiquement, non. A une certaine distance, le son s'éparpillerait ou rencontrerait de nouveaux obstacles qui l'absorberaient ou le détourneraient.

MAURICE

Je suppose qu'un homme, placé à 170 mètres d'un mur auquel il fait face, articule nettement en une seconde cinq syllabes, soit : ba, bé, bi, bo, bu ; les cinq sons produits mettront

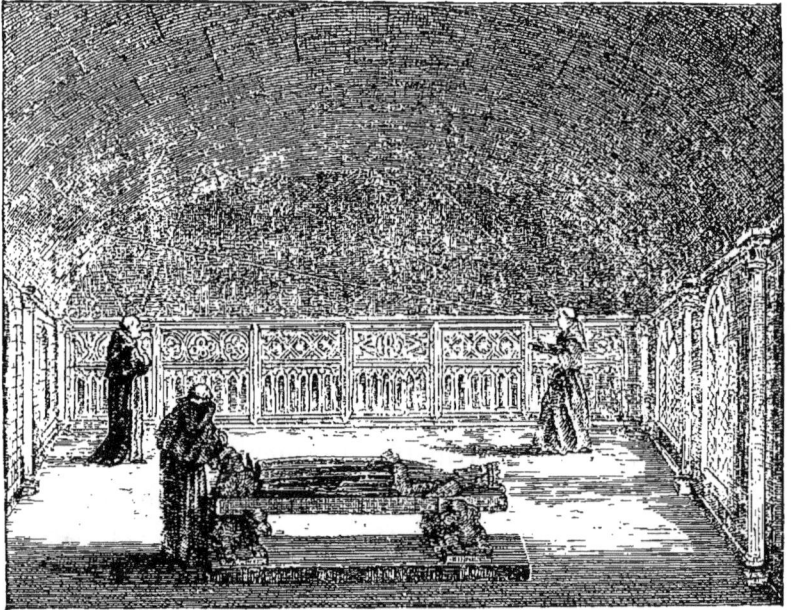

RÉFLEXION DU SON A LA SURFACE D'UNE VOUTE.

une demi-seconde pour arriver à ce mur, et une autre demi-seconde pour en revenir. De façon qu'après la dernière syllabe articulée il entendra répéter : ba, bé, bi, bo, bu. S'il s'approchait successivement du mur à 136 mètres, à 102 mètres, à 68 mètres, à 34 mètres, et qu'il articulât alternativement de chacune de ces stations quatre syllabes, puis trois, puis deux, puis une, l'Écho les lui rapporterait fidèlement et nettement, juste au moment où il finirait de prononcer sa dernière syllabe.

M. CONTY

Il est facile de voir que si ton expérimentateur peut articuler dix syllabes en une seconde, l'Écho les lui rapportera aussitôt qu'il aura achevé de les lui envoyer.

Outre ces *Échos simples*, il y a les *Échos multiples* qui répètent plusieurs fois les mêmes sons. Ces Échos, dont les derniers arrivent de plus en plus affaiblis, sont dus aux réflexions suc-

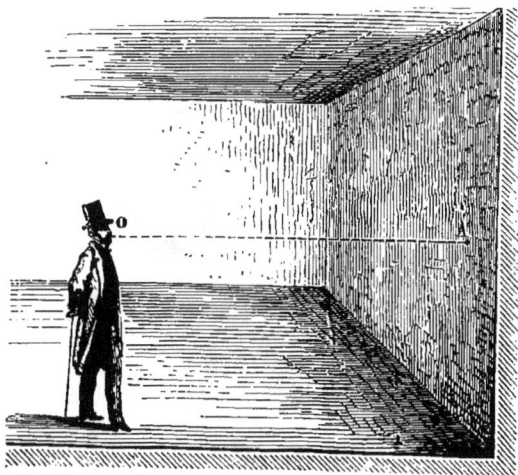

PHÉNOMÈNE DE RÉSONNANCE.

cessives du son sur des murs ou d'autres obstacles parallèles placés à des distances convenables.

HENRIETTE

Lorsque l'obstacle que rencontre le son est à moins de 34 mètres, qu'arrive-t-il ?

M. CONTY

L'Écho se reproduit encore quand l'obstacle est à la distance minime de 17 mètres, car on peut articuler une syllabe en un dixième de seconde et la sensation produite sur l'oreille ne dure pas davantage.

HENRIETTE

Et quand la distance est moindre que 17 mètres?

M. CONTY

Alors un autre phénomène a lieu. Le son réfléchi revient au point de départ avant que la syllabe soit achevée, l'estompe

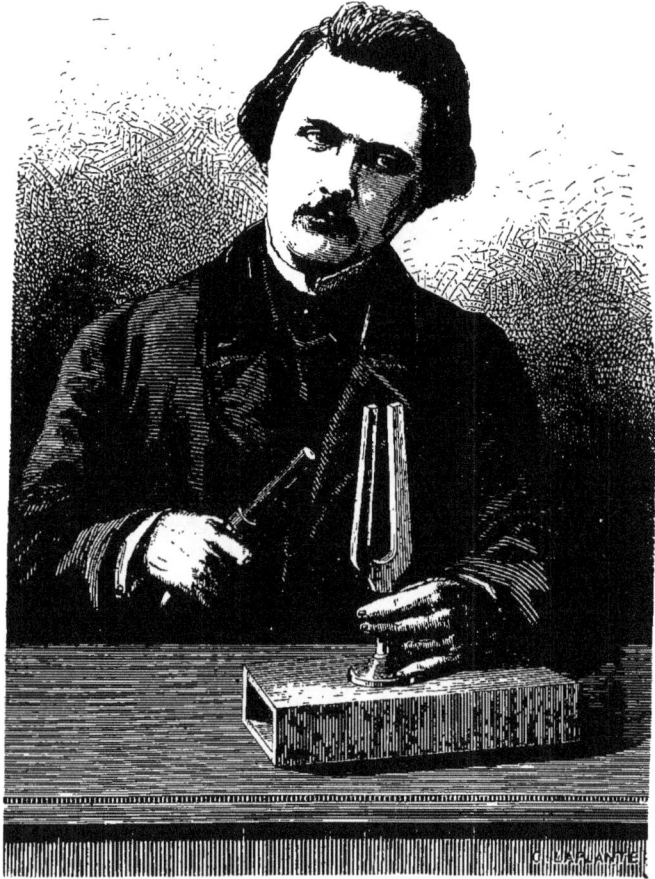

DIAPASON MONTÉ SUR UNE CAISSE DE RÉSONNANCE.

et lui fait perdre de sa netteté. Ce n'est plus un Écho, c'est une RÉSONNANCE. Ce mot de *résonnance* est plus généralement appliqué au son que produit un corps élastique qui transmet les vibrations à travers sa masse et ne les réfléchit qu'en partie.

HENRIETTE

Quand la table d'harmonie et même la caisse de mon piano

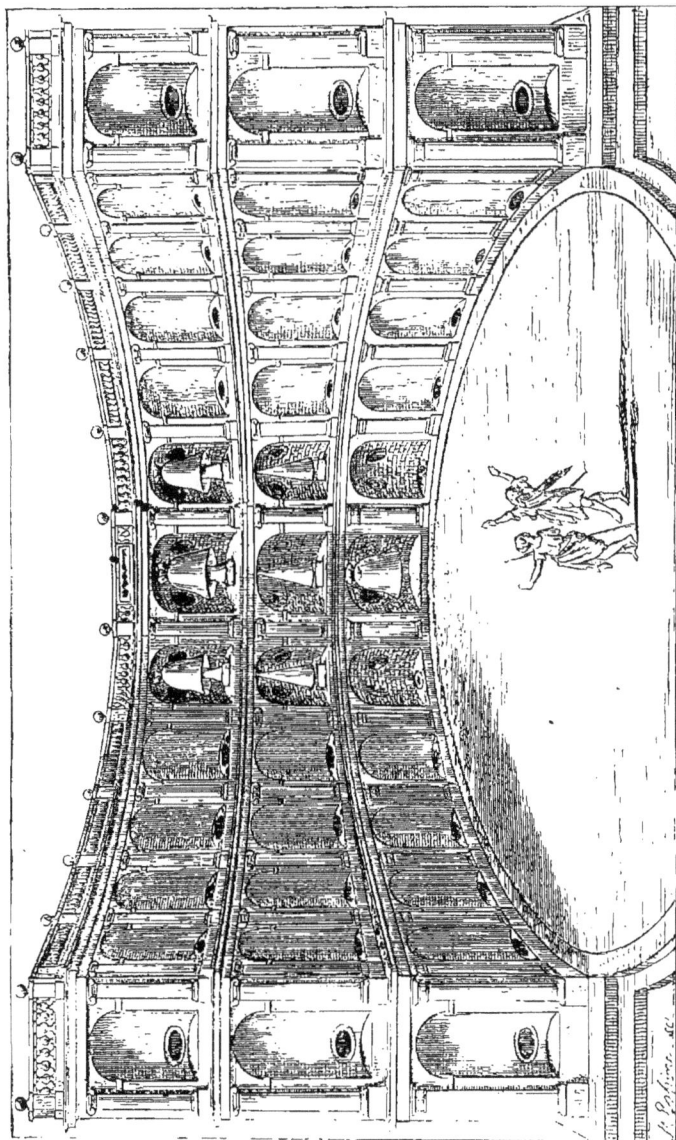

THÉÂTRE DE VITRUVE.

vibrent d'u ne façon plus ou moins sensible, elles produisent des
résonnances.

MAURICE

Quand on pose le diapason sur la boîte sonore, la boîte résonne et renforce le son, comme le bois de mon violon renforce le son des notes.

M. CONTY

Comme tous les corps élastiques participant aux vibrations qu'engendre le son principal.

HENRIETTE

C'est pour cela qu'on entend si bien ce qui se dit dans les pièces contiguës qui ne sont séparées que par une cloison peu épaisse, comme dans la plupart des maisons de Paris.

M. CONTY

Vitruve nous apprend que les anciens plaçaient des cloches, ou de grands vases de terre cuite vides, dans des niches pratiquées à l'intérieur des parois de la scène, afin d'augmenter la Résonnance de leurs immenses théâtres.

MAURICE

Pourquoi donc la remise où tu me donnes mes leçons d'armes est-elle *sonore*, bien que les murs soient épais et ne puissent par conséquent vibrer?

Pourquoi ne pouvons-nous nous y entendre qu'à la condition d'être l'un près de l'autre, bien qu'il n'y ait ni cloches ni vases cachés dans l'épaisseur des murs?

M. CONTY.

Précisément parce que les sons se trouvent réfléchis par les parois de la remise.

HENRIETTE

Et pourquoi cela n'arrive-t-il que quand la remise est dégarnie des voitures et de tout leur attirail?

M. CONTY

Parce que dans ce cas rien n'amortit les résonnances, qui peuvent être avantageuses dans une salle de concert, mais qui sont fort nuisibles à la parole et au discours. Aussi dans les grandes salles où l'on fait des cours et des conférences, partout où l'on doit discourir, a-t-on soin de placer des tentures, des rideaux, des draperies qui ne réfléchissent pas le son.

Une grande affluence d'auditeurs a de même la propriété d'absorber le son.

Si vous vous êtes jamais trouvés dans une pièce sans tentures et sans meubles, vous avez dû remarquer que les paroles y étaient confuses et la conversation pénible.

MADAME LAURIN

Cela tient à ce qu'une multitude de sons réfléchis par les quatre murailles, le parquet et le plafond, s'enchevêtrent, se superposent, et forment un bourdonnement insupportable; ce qui n'arrive pas quand la pièce est garnie de meubles, de tapis, de tentures, qui absorbent le son et ne le réfléchissent pas.

HENRIETTE

Voilà pour quelle raison notre salon, si sonore quand nous déménageons pour le retour à Paris, redevient un charmant *parloir* au printemps, lorsqu'il est de nouveau meublé et décoré.

M. CONTY

Maintenant que vous savez comment se produisent les Échos dans les conditions les plus simples, il ne vous sera pas difficile de vous expliquer la formation des Échos dans les montagnes, dans les bois, sur la mer, ou dans les airs, car le son se réfléchit contre tout ce qui lui oppose une résistance, que ce soit une colline, le flanc d'un rocher, un rideau d'arbres, une vague ou même un nuage.

LA VUE

CHAPITRE XI

Depuis un mois, la famille était rentrée à Paris prendre ses quartiers d'hiver.

M. Conty, accompagné de sa fille, profita d'un jour de congé de Maurice pour conduire les trois enfants visiter les galeries du Louvre, où ils n'avaient jamais mis le pied.

Au retour, Henriette et Maurice causaient à tort et à travers des statues et des tableaux qu'ils avaient vus défiler devant leurs yeux, peut-être plus ébahis que charmés.

Georget, qui s'était un peu ennuyé pendant cette trop longue et rapide promenade à travers les chefs-d'œuvre qui font la haie des deux côtés de chaque galerie, demandait pourtant qu'on lui achetât une boîte de couleurs, des pinceaux, et un chevalet pour jouer à l'artiste. Il se disait saisi par une vocation soudaine et, s'il avait connu la fameuse exclamation d'André del Sarto, il se fût écrié aussi : *Anch'io son pittore !*

Maurice, qui avait pourtant profité des bonnes leçons de dessin qu'il avait reçues, marquait des préférences et témoignait d'un goût équivoque qui faisait sourire son grand-père.

M. CONTY, à madame Laurin.

Comment se fait-il que toi, si attentive au perfectionnement intellectuel de tes enfants, toi, si artiste, tu n'aies pas encore trouvé à propos de conduire Henriette et Maurice dans un des plus riches Musées du monde ?

MADAME LAURIN

Je n'ai qu'une pauvre excuse à alléguer : c'est qu'on ne profite jamais des bonnes fortunes qu'on a sous la main et que je remettais toujours au lendemain un projet si facile à exécuter. Ah ! si j'avais habité un département lointain, il y a longtemps que mes enfants connaîtraient le Louvre. Oh! le tourbillon de la vie de Paris !

M. CONTY

Si je te reproche de n'avoir pas trouvé le temps nécessaire à l'éducation de l'œil de tes enfants, du moins je ne t'accuse pas de penser, comme tant de Parisiens, que les Musées sont faits pour les étrangers et les provinciaux. Nos chers concitoyens sont, pour la plupart, tellement ignorants des trésors artistiques, archéologiques et scientifiques qu'ils possèdent, qu'il m'est venu souvent l'idée de publier un petit livre ayant pour titre : GUIDE DU PARISIEN DANS PARIS PAR UN ÉTRANGER.

MADAME LAURIN, souriant.

Voilà un livre qui serait plus utile encore que tu ne le penses.

Mais, mon cher père, crois-tu que tu aies atteint dans cette rapide visite au Louvre le but que tu te proposais? Espères-tu que l'éducation de la VUE d'Henriette, de Maurice et de Georget y ait beaucoup gagné?

M. CONTY

Tu ne t'imagines pas, je suppose, que je les ai conduits au Musée pour leur faire étudier la peinture et la sculpture? Ai-je rien fait pour appeler leur attention? Ai-je formulé la moindre réflexion artistique?

MADAME LAURIN

Non, et c'est ce qui m'a fort surprise.

M. CONTY

Parce que tu as pensé que j'allais chercher là un prétexte et un texte à des leçons. Qu'est-ce que cela me fait qu'ils aient confondu l'école vénitienne avec l'école romaine, l'école espagnole avec l'école hollandaise?

Je sais bien que dans cet épanouissement de chefs-d'œuvre qui éclatait à leurs yeux, ils n'ont pas plus distingué les tableaux entre eux qu'ils n'auraient distingué les unes des autres les fusées du bouquet d'un feu d'artifice.

MADAME LAURIN

Alors quel parti ont-ils tiré de notre excursion artistique?

M. CONTY

Ils ont appris qu'il y a quelque part un palais national où l'on a emmagasiné, classé, thésaurisé les richesses artistiques de tous les âges et de tous les pays; un palais dont la France fait libéralement les honneurs aux visiteurs de toutes les nations; un palais dans lequel c'est tous les jours fête pour nos yeux. Sois tranquille, il m'a suffi de leur en montrer le chemin.

MAURICE

Certainement, et je t'assure, grand-père, que j'y retournerai. J'espère y retrouver le même plaisir avec plus de profit.

M. CONTY

Je n'en doute pas. Continue de dessiner. Que ton œil guide ta main; que ta main obéisse à ton œil et l'attention que commande l'entente de cette double action développera ton savoir et ton goût. Pendant longtemps peut-être tu ne comprendras pas les chefs-d'œuvre, mais tu les sentiras, et ce sera déjà une grande jouissance.

CHAPITRE XII

L'ŒIL

MAURICE

Puisque grand-papa veut bien nous aider à faire l'éducation de notre VUE, il ne se refusera pas à nous faire connaître la structure de l'Œil.

HENRIETTE

Il est au moins aussi intéressant de savoir comment nous voyons que de savoir comment nous entendons.

M. CONTY

L'œIL est un instrument admirable qui, avec le secours de la lumière, nous découvre un monde de connaissances dont notre intelligence n'aperçoit pas les limites.

MADAME LAURIN

Je ne sais qui a si justement appelé la Vue : *un toucher lointain*.

M. CONTY

Cette expression de Buffon est en effet aussi juste que belle. Notre Œil nous permet d'apprécier la forme, la dimension, la structure, la couleur des corps, il nous révèle leur présence à

des distances prodigieuses : la limite de la *vision* est pour ainsi
dire infinie dans un milieu transparent.

HENRIETTE

Apprends-nous donc comment est fait cet organe qui nous
met à même de jouir de tant de merveilles.

M. CONTY

L'Œil, tel que vous le voyez, est une ouverture plus ou moins
fendue en amande, suivant l'expression consacrée, et fermée
par deux paupières garnies de cils qui s'élèvent et s'abaissent
à de courts intervalles, instinctivement et sans la participation de notre volonté.

GEORGET

Pourtant moi je ferme mes yeux quand je veux.

MADAME LAURIN

Oui, mais tu ne les fermes pas seulement quand tu le veux.
Bien que tu ne t'en sois pas encore aperçu, tes yeux se ferment et s'ouvrent alternativement malgré toi.

GEORGET, allant se regarder dans une glace.

Tiens, c'est vrai. C'est bien drôle.

M. CONTY

Pendant que tu te mires, profites-en pour remarquer que
la paupière supérieure est plus large et plus mobile que la
paupière inférieure.

MADAME LAURIN

Les paupières sont des voiles qui protègent nos yeux.

HENRIETTE

Et de bons petits rideaux qui se tirent d'eux-mêmes quand
nous sommes sur le point de dormir.

M. CONTY

Lorsque le sommeil nous gagne, nous sentons les paupières
supérieures s'appesantir, se fermer, se rouvrir tour à tour, et
enfin l'Œil reste clos pendant toute la durée du sommeil pour
interdire l'entrée des rayons lumineux aussi bien que celle des
poussières atmosphériques.

MAURICE

A l'approche d'un corps étranger, nos paupières se ferment instantanément. Qu'un moucheron étourdi se présente,
vite les cils s'abaissent comme les herses des anciens châ-
teaux forts pour barrer le passage.

M. CONTY

Les sourcils sont également destinés à protéger l'Œil. Ce
sont des espèces d'auvents qui détournent la sueur du front
et qui, pouvant se contracter, se rapprocher et former saillie,
interceptent les rayons lumineux trop directs et trop intenses.

MADAME LAURIN

Aussi a-t-on remarqué que les sourcils sont d'autant plus
noirs et plus épais qu'ils appartiennent aux races qui habitent
le plus près de l'équateur, où la lumière plus vive envoie ses
rayons presque verticalement.

M. CONTY

Ce que je viens de vous dire, vous l'avez pu remarquer
vous-mêmes. Ce que je dois vous décrire parce que vous ne
sauriez l'examiner à votre aise, c'est l'intérieur de l'Œil.

L'organe principal de la vue, c'est le *globe de l'œil*.
Imaginez-vous une sphère blanche qui serait percée en avant
d'une ouverture ronde fermée par une petite calotte sphérique,
transparente, telle qu'un verre de montre, et vous aurez à
peu près une idée de l'aspect extérieur du globe de l'Œil.

'enveloppe blanche et opaque, c'est la *sclérotique* ou *cornée
opaque*.

C'est ce que nous appelons le blanc de l'œil?

C'est cela. La partie arrondie, bombée, transparente, in-
rustée en avant, *c'est la cornée transparente*. Derrière la
ornée transparente se trouve l'*iris*.

C'est-à-dire la prunelle?

L'*iris* ou *prunelle*, comme tu voudras, est un voile circulaire
ercé en son milieu d'un trou rond appelé *pupille* qui a la
ropriété de se contracter ou de se dilater, suivant le plus
u moins d'intensité de la lumière.

L'iris est enduit d'un *pigment*, c'est-à-dire d'une matière
olorante, qui lui fait prendre chez les différents peuples et
nez les différents individus des couleurs et des nuances très
verses.

C'est ce qui explique le nom d'*iris* que porte la prunelle,
uisque ce mot désigne l'assemblage de toutes les couleurs.
a nuance des yeux varie en effet à l'infini, du brun très foncé
u bleu pâle et au gris clair.

Tu oublies les yeux rouges comme ceux de mes lapins
lancs.

Et les Albinos que nous avons vus à la foire de Saint-Cloud?

Ils avaient aussi la prunelle d'un blanc rougeâtre. Étaient-ils laids avec leurs yeux clignotants et sans regard!

M. CONTY

L'iris paraît plus ou moins foncé suivant l'abondance de la substance pigmentaire. Les yeux bleus en contiennent moins

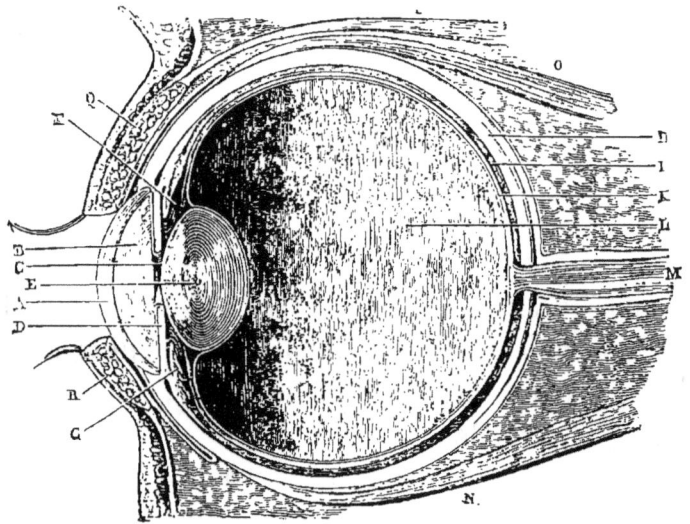

L'ŒIL (PHÉNOMÈNES DE LA PHYSIQUE).

A, cornée transparente; B, humeur aqueuse; C, pupille; D, iris; E, cristallin; F, procès ciliaires; G, le canal de Petit, faisant le tour du cristallin; H, sclérotique; I, choroïde; K, rétine; L, humeur vitrée; M, nerf optique; N et O, les muscles droits, inférieur et supérieur; P, muscle releveur de la paupière supérieure; Q, la paupière supérieure; R, la paupière inférieure.

que les yeux noirs, et les yeux des Albinos n'en contiennent que fort peu ou point. Il en résulte de grands troubles dans la vision. Les individus chez lesquels le pigment fait plus ou moins défaut sont obligés, comme les Albinos, de cligner les paupières pour diminuer l'intensité de la lumière.

MADAME LAURIN

Ces Albinos présentaient d'autres singularités que leurs yeux; ils avaient la peau transparente et les cheveux tout blancs.

M. CONTY

C'est que leur peau et leurs cheveux manquaient aussi de pigment.

MAURICE

Nous pouvons bien à présent deviner la relation qui existe entre la couleur de la prunelle et le climat. Les gens du nord, qui habitent des contrées où la lumière est le plus souvent diffuse, ont généralement des iris gris, bleus et pâles, tandis

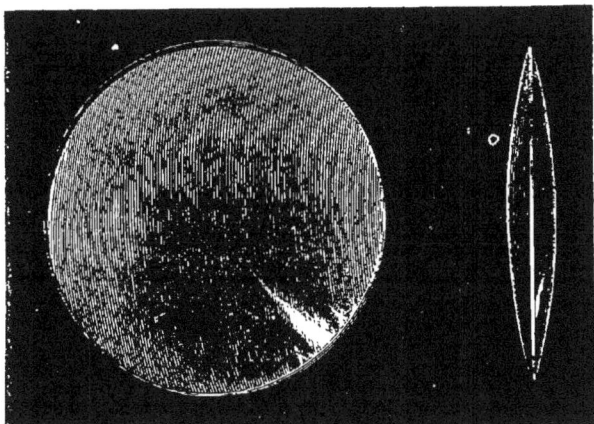

LENTILLE BICONVEXE.

que les gens du midi, qui vivent sous un soleil ardent, ont au contraire des yeux bruns, jaunes et foncés.

GEORGET

Grand-papa, tu disais tout à l'heure que la pupille se dilate et se contracte; je n'ai jamais vu la mienne s'agrandir ou se rapetisser.

M. CONTY

Il est facile de t'assurer par toi-même que la pupille se rétrécit ou s'élargit suivant que la lumière est plus ou moins abondante. Viens ici, Maurice, mets ta figure en pleine lumière.

Voyez-vous comme la pupille se contracte?

Maintenant tourne le dos à la fenêtre.

HENRIETTE

La pupille se dilate sensiblement.

MADAME LAURIN

C'est pour cela que tous les animaux nocturnes ont une pupille très dilatable qui leur permet de recevoir plus de lumière dans l'obscurité.

GEORGET

Moi qui croyais que la pupille était une tache noire au milieu de la prunelle ! C'est donc un trou ?

M. CONTY

Oui, un trou derrière lequel est fixé le cristallin, lentille transparente, biconvexe, maintenue dans une capsule également transparente.

GEORGET

Qu'est-ce que c'est que ça biconvexe ?

MADAME LAURIN

C'est un mot qui signifie bombé sur les deux faces comme les lentilles qui ont donné leur nom aux verres de lunettes.

GEORGET

On ne la voit pas cette lentille ?

M. CONTY

Non, parce qu'elle est transparente, ce qui permet de voir le fond de l'œil.

Quand, à la suite d'une maladie, malheureusement trop fréquente, appelée *cataracte*, le cristallin devient opaque, il ne laisse plus passer la lumière et l'on est aveugle.

GEORGET

Alors dans la cataracte, c'est comme si les vitres étaient barbouillées de noir, la lumière ne pénètrerait plus ici?

M. CONTY

Soit!

HENRIETTE

J'ai entendu parler de gens opérés de la cataracte; comment pouvait-on rendre la transparence à leur cristallin?

M. CONTY

Il est impossible de rendre la transparence au cristallin devenu opaque; mais le cristallin, n'étant pas indispensable à la vision, peut être supprimé par une opération chirurgicale.

MAURICE

Comment se fait-il que l'intérieur de l'Œil, qui reçoit tant de lumière, paraisse tout noir quand on le regarde par la pupille au travers du cristallin!

M. CONTY

Tu ne t'en étonneras plus quand tu sauras que le fond de l'Œil, ou pour être plus précis, la face interne de la *sclérotique*, est tapissé d'une membrane de couleur sombre qu'on appelle *choroïde*. La choroïde est à son tour tapissée par la *rétine*, qui n'est que l'épanouissement du nerf optique. Ce nerf, spécialement réservé à la vision comme le nerf olfactif à l'odorat, comme le nerf acoustique à l'audition, pénètre dans l'Œil par la face postérieure du globe; il s'étend et s'applique, comme un tissu fin et transparent, sur la paroi interne formée par la sclérotique recouverte de la choroïde.

MAURICE

Le globe de l'Œil n'est pas vide, bien sûr ?

M. CONTY

Non. L'espace compris entre la cornée transparente, l'iris et le cristallin est rempli par l'*humeur aqueuse*, liquide à peu près de la même densité que l'eau.

L'espace compris entre le cristallin et la rétine est rempli par l'*humeur vitrée*, beaucoup plus dense que l'humeur aqueuse, de consistance gélatineuse, et qui doit son nom à l'apparence qu'elle a vaguement avec le verre fondu.

MADAME LAURIN

Il me semble que vous devez avoir maintenant une idée assez nette de la constitution du globe de l'Œil.

M. CONTY

A la rigueur, Henriette et Maurice pourraient déjà comprendre le phénomène de la vision; mais, avant de le leur expliquer, je veux leur faire connaître d'autres organes qui font partie de l'appareil visuel. Ainsi savent-ils bien où l'Œil se trouve logé?

MAURICE

Dans son *orbite*.

M. CONTY

Le globe oculaire se trouve largement enchâssé dans l'*orbite*, cavité osseuse garnie de coussins graisseux qui le protègent contre les chocs.

HENRIETTE

Je vois d'ici le globe de l'Œil enfermé comme une grosse perle blanche dans un écrin de velours cramoisi.

MADAME LAURIN

L'image est quelque peu hasardée; pourtant nous l'acceptons.

MAURICE

L'Œil est donc libre dans son orbite?

M. CONTY

A peu près; sauf à s'entendre sur la portée des mots. Une chèvre au piquet est libre de brouter l'herbe dans le cercle décrit par le rayon de sa corde, elle ne peut en sortir.

L'Œil aussi est libre de se mouvoir de droite à gauche, de haut en bas, mais il est tenu en respect par six muscles qui, fixés au fond de l'orbite, lui accordent une liberté limitée.

GEORGET

Absolument comme les rênes d'un cheval. Ha hue! ha dia!

M. CONTY

Au-dessus du globe de l'Œil, sous la voûte de l'orbite, est placée la *glande lacrymale*, qui verse incessamment des larmes sur le devant de l'Œil pour faciliter le mouvement des paupières et entraîner les corpuscules qui se déposeraient sur la cornée opaque.

GEORGET

Cependant nous ne pleurons pas toujours.

M. CONTY, riant.

Plus ou moins. Quand les larmes ont baigné, lavé convena-

blement l'Œil, elles sont aspirées et recueillies par un petit ori-
fice, appelé *point lacrymal*, situé dans l'angle interne sous
chaque paupière supérieure, et sont déversées dans le *canal
nasal*.

GEORGET

Que deviennent-elles alors?

MADAME LAURIN

La question est indiscrète, petit.

GEORGET

C'est donc un secret?

MAURICE

Oui, le secret de ton mouchoir de poche.

GEORGET

Les larmes ne vont pas toujours dans le nez ?

M. CONTY

Lorsqu'on éprouve une émotion vive, les larmes, plus abon-
damment sécrétées par la glande lacrymale, sont d'abord pom-
pées avec plus d'activité par les points lacrymaux, ce qui nous
oblige à nous moucher. Ce que vous faites parfois pour dissimuler votre chagrin.

HENRIETTE

Mais quand l'émotion est plus forte encore, les points lacrymaux ne suffisent plus à la besogne et les larmes débordent sur
nos joues.

GEORGET

C'est ce qu'on appelle pleurer.

HENRIETTE

Tu connais bien cela, Georget.

MAURICE

Il est si malheureux, ce cher petit frère !

MADAME LAURIN

Ne le plaignons pas beaucoup. A son âge, les pleurs sont si facilement répandus et si vite séchés !

CHAPITRE XIII

LA VISION

M. CONTY

Maintenant que vous connaissez tant bien que mal la constitution et le jeu des organes qui concourent à l'exercice du SENS DE LA VUE, je vais essayer de vous faire comprendre comment les objets éclairés se dessinent et se peignent dans l'œil et comment nous en avons la perception.

Pour cela je vais être obligé de prendre quelques détours et de faire plusieurs digressions.

HENRIETTE

Tant mieux; j'aime les petits chemins : plus la route est variée, plus elle est agréable.

MAURICE

Si la ligne droite est le plus court chemin d'un point à un autre, ce n'est pas toujours le plus attrayant.

MADAME LAURIN

Sans compter que le chemin le plus long est souvent le plus sûr.

M. CONTY

Supposons d'abord que nous fermions complètement la porte

et les volets de cette chambre pour en faire ce que l'on nomme en physique *une chambre obscure*.

Si nous perçons à l'un des volets un rond d'un centimètre de diamètre environ, nous verrons une gerbe de rayons lumineux pénétrer par cette étroite ouverture, se projeter sur une feuille de papier blanc disposée convenablement sur le mur en

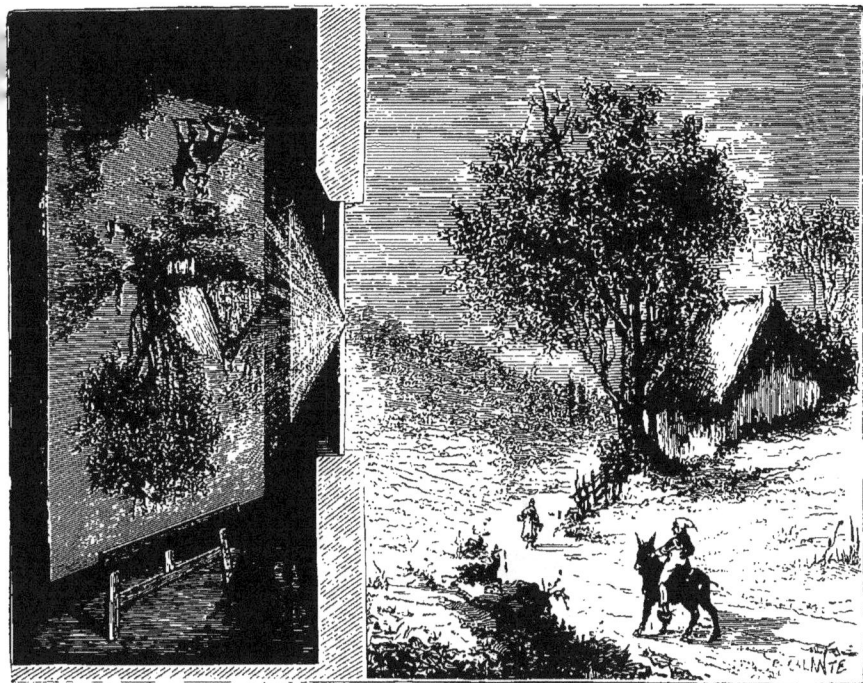

CHAMBRE OBSCURE.

face, et former l'image renversée des objets d'où partent les rayons de la gerbe lumineuse.

MAURICE

Absolument comme dans l'appareil que nous avons vu chez le photographe.

M. CONTY

C'est bien cela. Cet appareil, qui est une chambre obscure

perfectionnée, se compose de deux parties qui entrent l'une dans l'autre ou bien sont ajustées aux deux extrémités d'un soufflet, afin d'éloigner plus ou moins le fond formé par un écran de verre dépoli.

Les tubes A et B portent la lentille de verre que doivent tra-

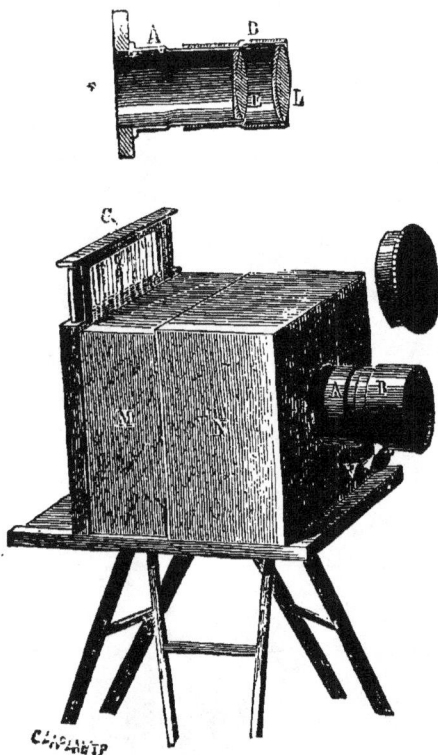

CHAMBRE NOIRE DES PHOTOGRAPHES.

verser les rayons lumineux et qui a pour but de les faire arriver sur l'écran G, concentrés et avec leur maximum d'éclat.

MAURICE

Je devine que le cristallin remplit dans l'œil le même office que la lentille de verre dans l'appareil photographique.

M. CONTY

N'anticipons pas.

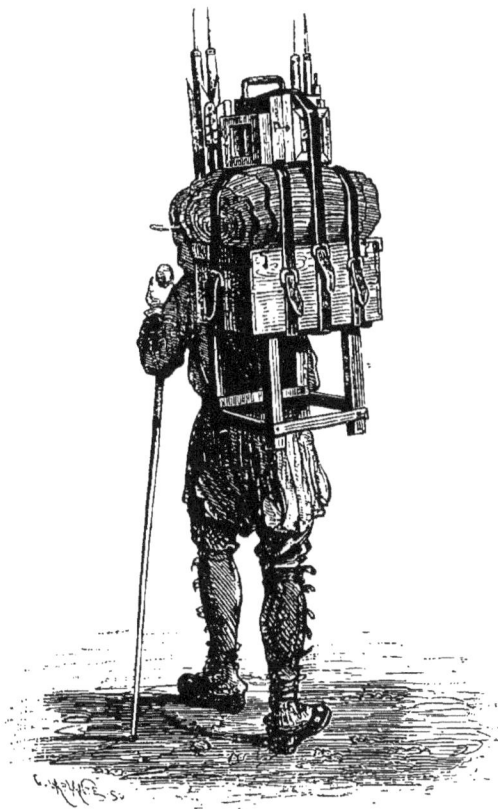

CHAMBRE OBSCURE, APPAREIL DE CAMPAGNE.

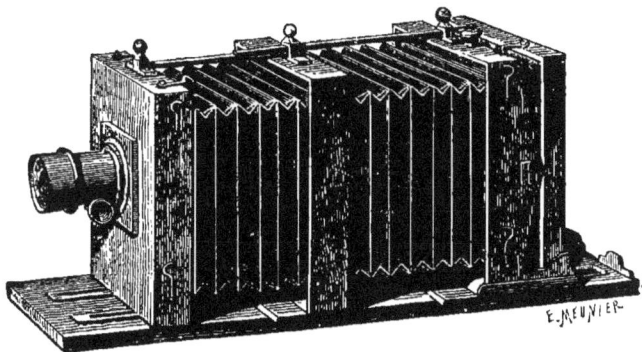

APPAREIL A SOUFFLET.

HENRIETTE

Attendons la fin.

M. CONTY

Si, comme vous l'avez vu faire au photographe, vous jetez sur vous et le dessus de l'appareil une étoffe sombre qui vous enferme tout à fait dans l'obscurité, vous verrez se peindre sur l'écran de verre dépoli l'image renversée de tous les objets placés dans le champ de l'objectif.

GEORGET

Qu'est-ce que c'est que ce champ-là?

M. CONTY

C'est ainsi qu'on appelle l'espace de la vision nette embrassée par la lentille de verre tournée vers les objets.

MAURICE

Pourtant j'ai regardé à plusieurs reprises dans la chambre obscure du photographe qui faisait nos portraits et je n'ai pas vu les images renversées.

M. CONTY

Cela tient à ce que d'autres lentilles redressaient l'image. Je ne vous ai parlé que de l'appareil le plus simple, parce qu'il remplit mieux le but que je me propose.

Cette petite chambre obscure fort connue est la représentation grossière du globe de l'œil et devra vous aider à comprendre mes explications.

Les rayons lumineux qui émanent de chacun des points des corps éclairés pénètrent dans l'œil en traversant la cornée transparente, l'humeur aqueuse, le cristallin et l'humeur vitrée, en obéissant à une loi physique qu'on appelle la *réfraction*. C'est-à-dire qu'en traversant ces différents milieux, les rayons lumineux tendent à se rapprocher, à se rejoindre, à se croiser, en formant sur la rétine une image renversée des corps d'où ils émanent.

Ainsi le rayon qui part du point P, dans la figure que je trace sur ce papier et qui représente l'intérieur de l'œil, au lieu de suivre la ligne droite P *h*, change de direction et parvient au point *p ;* et le rayon partant du point H parvient au point *h*. Ce qui, en appliquant la même loi à tous les rayons,

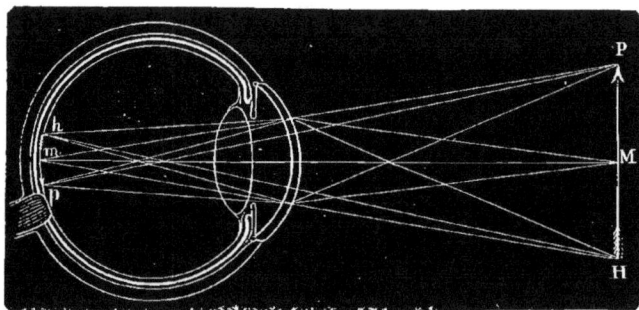

MARCHE DES RAYONS LUMINEUX DANS L'ŒIL.

forme sur la rétine qui tapisse le fond de l'œil une image renversée comme dans l'appareil photographique.

L'impression que la rétine reçoit de cette image est transmise au cerveau par le nerf optique.

HENRIETTE

Et comment le redressement de l'image a-t-il lieu ?

M. CONTY

Le redressement de l'image n'est pas nécessaire.

MAURICE

Comment concevoir que nous voyions droites les images qui se présentent à nous renversées ?

GEORGET

Dame, oui : nous ne voyons pas les gens marcher la tête en bas et les pieds en l'air.

MADAME LAURIN

L'objection était prévue; vous deviez la faire.

M. CONTY

Ce fait qui vous étonne si fortement a besoin d'être expliqué. Réfléchissons et raisonnons.

Pouvons-nous constater qu'une chose est renversée autre-

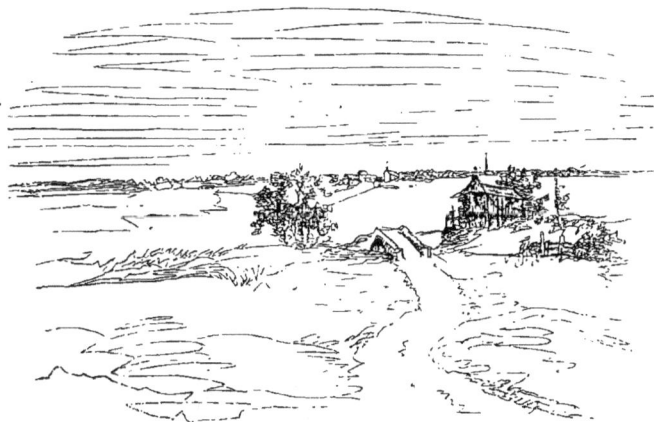

LOINTAIN D'UN PAYSAGE.

ment qu'en la comparant à d'autres qui seraient droites? Évidemment non. Or, puisque nous voyons toutes choses renversées, la comparaison est impossible. Donc, pour nous, les objets se présentent dans le même sens, que notre œil les reçoive droits ou renversés.

HENRIETTE

Alors nous voyons le monde à l'envers?

MADAME LAURIN, souriant.

Quelquefois, mais ce n'est pas avec nos yeux.

MAURICE

Est-ce que le toucher ne devrait pas nous faire apercevoir du renversement que produit la marche des rayons dans l'œil?

M. CONTY

Il y a encore une réponse à cette seconde observation : c'est que nous voyons les corps sur le prolongement des rayons qu'ils nous envoient, c'est-à-dire dans leur véritable position. Cela est bien démontré.

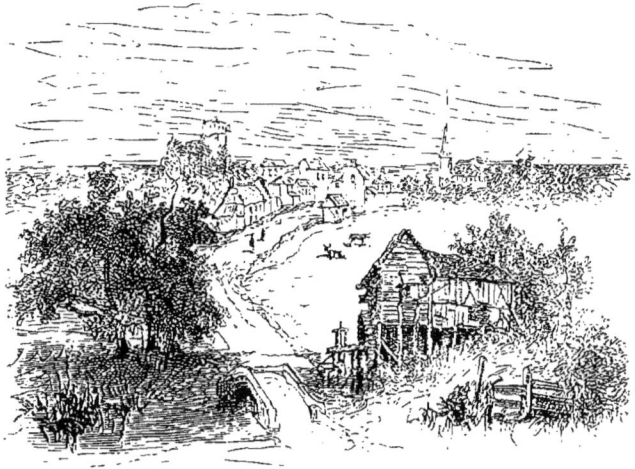

PAYSAGE VU DE PRÈS.

HENRIETTE

Qu'est-ce qui nous fait voir plus ou moins bien?

M. CONTY

La netteté des images dépend de la plus ou moins grande intensité de la lumière. Naturellement les objets qui sont le mieux éclairés sont ceux que nous voyons le mieux.

HENRIETTE

En tenant compte pourtant de la distance.

MADAME LAURIN

Il est évident que plus la lumière vient de loin, plus elle a de couches d'air à traverser, plus elle se trouve affaiblie.

MAURICE

C'est ainsi que s'expliquent tous les effets de perspective aérienne, comme on me l'a expliqué dans mon cours de dessin. Les plans d'un tableau, les lointains d'un paysage, se distribuent d'une façon plus distincte à travers les couches d'air chargées de plus de vapeurs.

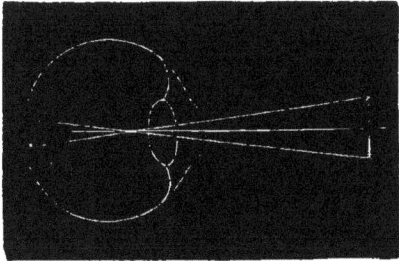

IMAGE FORMÉE DANS UN ŒIL
NORMAL.

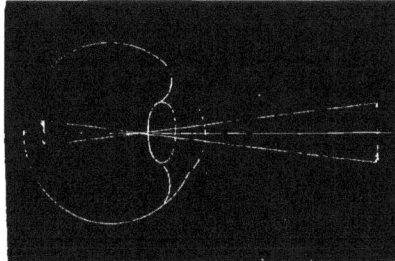

IMAGE FORMÉE DANS L'ŒIL
D'UN MYOPE.

HENRIETTE

Comment se fait-il que les hommes ne voient pas tous à la même distance ? Ainsi, Maurice ne distingue pas à cinquante pas ce que je vois nettement à plus de cent.

M. CONTY

Précisément parce que la constitution de vos yeux diffère en certains points. Je me suis du reste aperçu que vous n'avez ni l'un ni l'autre la vue normale.

HENRIETTE

Comment cela peut-il se vérifier ?

M. CONTY

D'une façon très simple.

Voici dans ce journal les caractères d'imprimerie le plus ordinairement employés. Que chacun de vous prenne tour à tour ce journal en le plaçant d'abord à 30 centimètres de son œil, le rapprochant ou l'éloignant ensuite jusqu'à ce que les caractères soient le plus nets possible.

MAURICE, faisant l'épreuve.

C'est que je n'y vois rien du tout à 30 centimètres. Je suis obligé de rapprocher le journal à 25 centimètres au moins.

HENRIETTE

A mon tour. A 30 centimètres, je n'y vois absolument que du noir et du blanc. Plus je rapproche, plus c'est brouillé. Je suis obligée d'éloigner le journal à 60 centimètres pour lire distinctement.

M. CONTY

C'est que Maurice est *myope* et que tu es *presbyte*.

GEORGET

Qu'est-ce qu'ils sont ?

M. CONTY

Maurice a la vue trop courte et Henriette la vue trop longue.

MADAME LAURIN

C'est très malheureux cela.

M. CONTY

Oh ! le malheur est fréquent. Ils sont myope et presbyte dans des conditions fort ordinaires, comme la plupart des mortels. On trouve quantité de myopes qui ne peuvent lire au-delà de 10 centimètres, et nombre de presbytes contraints d'éloigner leur livre à plus de 80 centimètres.

GEORGET

Il faut qu'ils aient le bras long !

MADAME LAURIN

Explique-nous ce qui constitue de pareilles infirmités.

MADAME LAURIN

M. CONTY

Cela tient à la conformation du cristallin et de la cornée
transparente. Chez les myo-
pes, ces organes étant trop
bombés, les rayons qui les
traversent viennent former
l'image en avant de la rétine; au contraire chez les
presbytes, la cornée transparente et le cristallin n'é-
tant pas assez bombés,

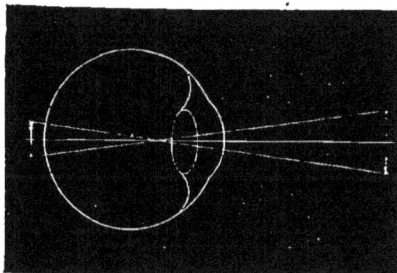

IMAGE FORMÉE. PRESBYTE.

l'image se forme en arrière de la rétine. Or, comme il est indispensable, pour que la Vision soit nette, que l'image se forme
sur la rétine, il en résulte que, dans les deux cas, elle n'est pas
perçue convenablement.

MADAME LAURIN

Ils en seront donc réduits à avoir recours aux lorgnons et
aux lunettes?

MAURICE

C'est encore bien heureux.

HENRIETTE

Oui, c'est très bien pour vous autres jeunes gens qui vous
amusez souvent à porter un lorgnon, *par genre*, mais je ne
trouve pas cela joli pour les jeunes filles.

M. CONTY

C'est pourtant tout à fait nécessaire dans un grand nombre
de circonstances.

MAURICE

Il faut en durer ce qu'on ne peut empêcher.

GEORGET

C'est bi en drôle que ceux qui n'y voient que de près aussi bien que ce ux qui n'y voient que de loin mettent tous des lunettes.

MADAME LAURIN

Les myopes et les presbytes se servent, il est vrai, de lunettes, mais non pas des mêmes.

M. CONTY

Pourquoi est-on myope ? Parce que l'excès de convexité de la cornée et du cristallin fait converger trop vite les rayons lumineux. Donc il faut corriger ce défaut à l'aide de *verres concaves* qui font diverger les rayons lumineux. Lorsque les lunettes des myopes sont bien choisies, de façon que la biconcavité des verres compense la trop grande convexité du cristallin, le défaut est annulé, et l'image vient se former sur la rétine précisément comme dans la vue normale.

HENRIETTE

Je comprends : chez le presbyte le phénomène contraire se produit. Le cristallin n'étant pas assez bombé fait converger les rayons trop tard ; les verres biconvexes tendent à les rapprocher et, cette fois encore, quand les verres sont bien choisis, l'image vient se former sur la rétine comme dans la vue normale.

GEORGET

Mais ce sont presque toutes les vieilles personnes qui portent des lunettes : elles sont donc toutes myopes ou presbytes ?

M. CONTY

Il y a chez les vieillards plus de presbytes que de myopes,

par suite de l'aplatissement du cristallin qu'amène graduellement l'âge.

MAURICE

D'après cela, je puis donc espérer parvenir avec le temps
à la vue normale?

M. CONTY

La déduction est logique; pourtant il est rare que la myopie
s'atténue à ce point. Ce qui du reste peut tenir à l'abus que
font les myopes de lunettes trop fortes.

HENRIETTE

C'est si bon de voir clair.

MAURICE

Ainsi l'on peut entretenir et même aggraver sa myopie ?

M. CONTY

Il n'en faut pas douter. L'œil est peut-être de tous nos
organes celui qui s'accommode le mieux aux circonstances et
aux nécessités.

HENRIETTE

On peut dire qu'il prend une habitude qui est une seconde
nature.

M. CONTY

Le choix des verres de lunettes est donc d'une grande importance, et l'on ne saurait y apporter trop de circonspection.

MADAME LAURIN

Retenez bien cela, mes enfants, vous ne sauriez vous pré-
munir de trop bonne heure contre les infirmités assez fré-
quentes que peut contracter l'œil par défaut de précaution et
de prévoyance.

M. CONTY

Dans un certain nombre de cas, les deux yeux ne voient pas à la même distance : l'un est myope, l'autre presbyte ; d'où il résulte que, sans s'en rendre compte, on use plus de l'un que de l'autre, et celui qui reste inactif s'affaiblit. Ce danger peut être évité au moyen de lunettes dont les verres conviennent à chacun des deux yeux.

HENRIETTE

Il n'est pas plus étrange d'avoir un œil myope et un autre presbyte que d'avoir les deux oreilles de force inégale.

MADAME LAURIN

On prétend avoir constaté que l'inégalité des deux yeux amène parfois le *strabisme*, qui est, comme vous le savez, l'action de *loucher*.

GEORGET

C'est bien laid de loucher.

MADAME LAURIN

Et surtout bien gênant.

MAURICE

Il est évident que l'organe de la vue étant le plus délicat et le plus sensible doit nécessairement être plus sujet aux déviations et aux infirmités !

M. CONTY

Ce n'est, hélas ! que trop vrai. Non seulement les yeux peuvent être myopes, presbytes et louches, mais ils ont encore bien d'autres défauts.

Sans parler de ces *mouches volantes* produites par des corpuscules qui nagent dans l'humeur vitrée, les yeux peuvent encore être atteints d'*astygmatisme*, de *daltonisme*, de *diplopie*, et d'*hémyopie*.

GEORGET

Qu'est-ce que c'est que tous ces mots-là !

M. CONTY

Ce sont des mots qui désignent autant de maux peu connus quoique très fréquents.

Dans l'*astygmatisme*, les yeux voient les lignes droites parallèles toutes sineuses et les objets partiellement déformés.

Dans le *daltonisme*, ils ne distinguent que peu ou point certaines couleurs : ils confondent le rouge et le vert, le rose et le gris, le lilas et le jaune.

Un cas de daltonisme trop souvent constaté, c'est la cécité pour le rouge. On prétend qu'une personne sur vingt en serait atteinte. Ces personnes disent que le sang est rouge pour l'avoir entendu répéter.

MAURICE

Mais alors le monde entier doit leur paraître sous des couleurs tout autres qu'à nous.

M. CONTY

Beaucoup de daltonistes n'ont pas connaissance de leur infirmité ou ne s'en aperçoivent que tard et d'une façon toute fortuite.

HENRIETTE

A quoi tient ce daltonisme ?

M. CONTY

A ce que les yeux sont dépourvus des fibres nerveuses sensibles au rouge, ou que ces fibres sont paralysées.

MADAME LAURIN

Tu citais encore d'autres maladies de l'œil.

M. CONTY

La *diplopie*, qui fait voir les objets doubles, et l'*hémyopie*, qui n'en laisse voir que la moitié, sont plus rares.

HENRIETTE

Mon Dieu ! que d'infirmités peuvent accabler nos pauvres yeux ! Est-ce qu'il n'y a pas de lunettes pour remédier à tous ces maux ?

M. CONTY

On a récemment découvert le moyen d'atténuer ou de supprimer l'*astygmatisme* à l'aide de verres à surfaces gauches dont les courbures sont inverses des courbures du cristallin déformé. Mais ces verres sont difficiles à obtenir et ne peuvent servir que dans les cas d'un astygmatisme stable.

[HENRIETTE

Tout ce que nous apprenons là nous mettra bien en garde contre les dangers que peuvent courir des organes aussi délicats et aussi précieux.

GEORGET

Oui, car les meilleures lunettes ce sont encore de bons yeux.

CHAPITRE XIV

M. CONTY

Tout merveilleux que soit notre œil, il est impuissant à satisfaire notre insatiable curiosité. Son action est restreinte entre l'infiniment grand et l'infiniment petit. Il ne peut pas plus pénétrer dans le monde qui se dérobe par son extrême petitesse que dans le monde qui lui échappe par son extrême éloignement.

Heureusement, il a été permis à l'homme de multiplier encore la puissance que la nature lui avait donnée. Il a trouvé le moyen de grossir les plus petits corps et de rapprocher les astres les plus éloignés pour les amener à portée de son œil.

MAURICE

Tu veux parler du *microscope,* au travers duquel les objets paraissent des centaines de fois plus gros.

HENRIETTE

Et du *télescope,* au travers duquel les astres paraissent des milliers de fois plus près.

MADAME LAURIN

Vous avez souvent entendu parler de ces instruments, mais vous ne les avez pas à votre disposition.

MAURICE

J'ai vu un microscope entre les mains de mon professeur.

HENRIETTE

Et moi de grandes *lunettes astronomiques*, le soir, sur la place Vendôme et la place de la Concorde. J'avais même [bien

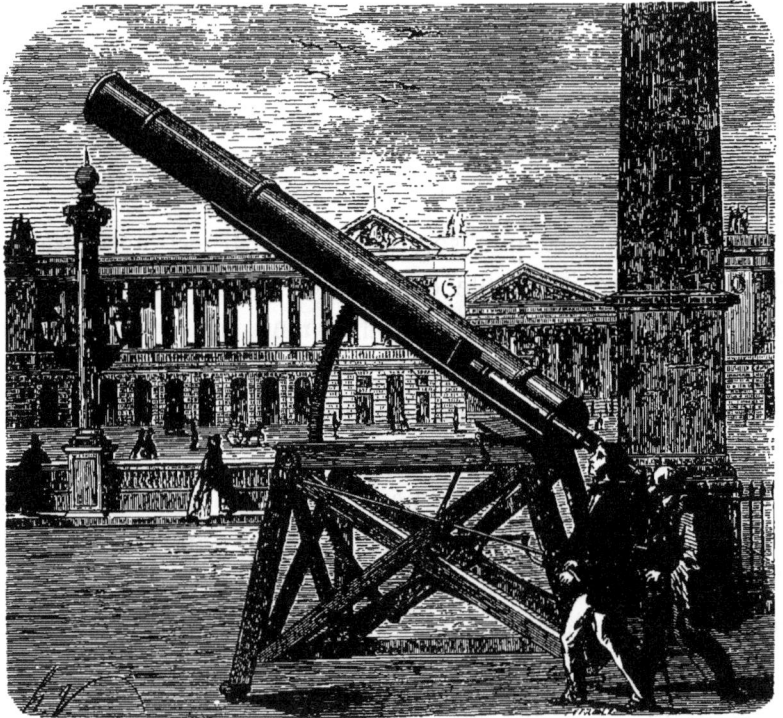

LUNETTE ASTRONOMIQUE.

envie d'en profiter pour faire faire à mes yeux une promenade nocturne dans le ciel.

MADAME LAURIN

Tu pourras te contenter un de ces soirs.

M. CONTY

Il existe un microscope à l'aide duquel les savants examinent

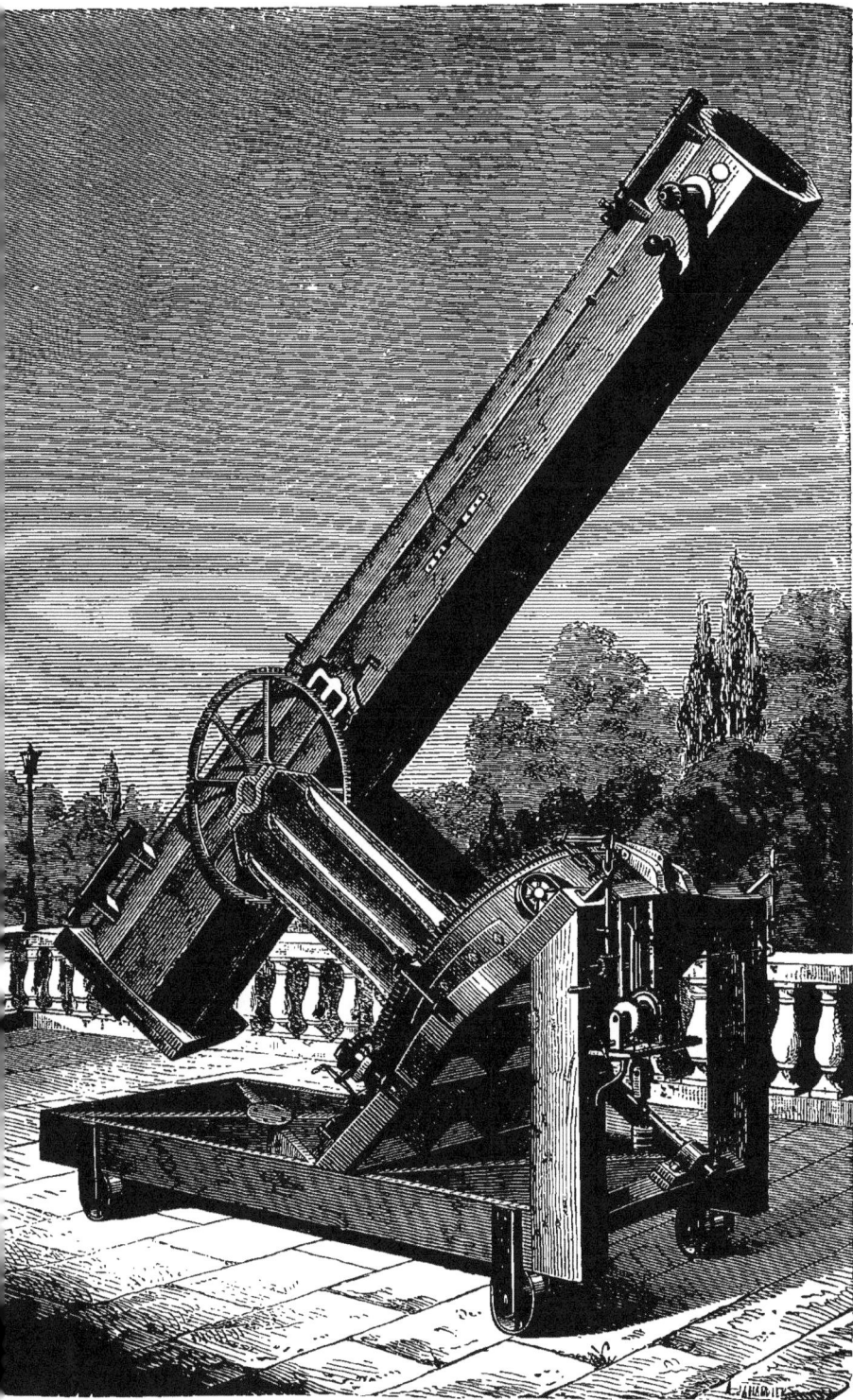

TÉLESCOPE DE FOUCAULT.

les plus chétifs êtres de la création. Ils peuvent voir dans une
goutte d'eau croupie des centaines de petits nageurs qui passent côte à côte, sans se gêner, à travers le trou d'une aiguille,
comme les bandes de poissons passent ensemble sous l'arche
d'un pont. Je ne vous décrirai pas ce microscope fort com-

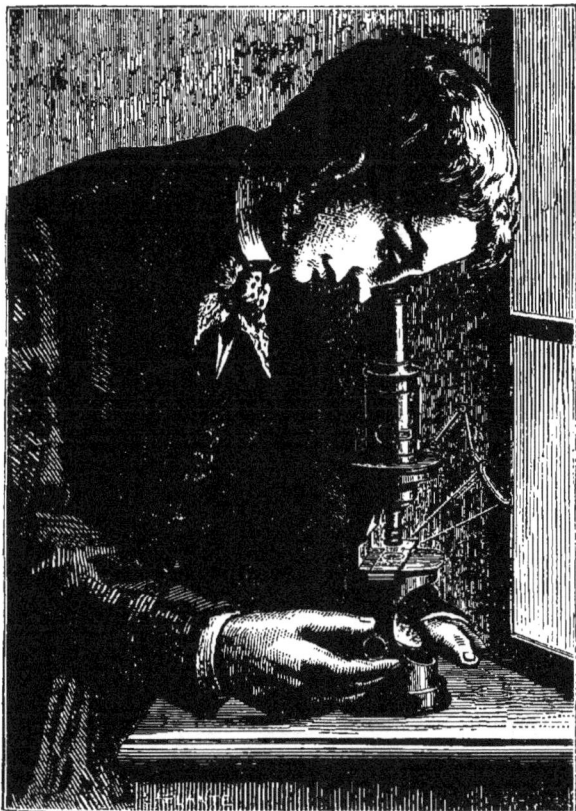

OBSERVATION AU MICROSCOPE COMPARÉ, APPLICATION DE LA PHYSIQUE.

pliqué. Il faudrait, pour me faire comprendre, des notions
scientifiques que vous n'avez pas encore pu acquérir. Je
me contente de vous dire que ce microscope montre les
objets 600 fois plus larges et par conséquent 36 000 fois
plus étendus en surface seulement. Je ne puis mettre à

votre disposition que ce petit microscope qui porte le nom de son inventeur, Stanhope.

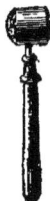

C'est, comme vous le voyez, un petit cylindre de verre terminé aux deux bouts par une surface bombée et assujetti par une monture métallique.

Vous pouvez, avec ce petit instrument, examiner la structure des tissus d'une plante, étudier l'organisme admirable d'un insecte.

MICROSCOPE
STANHOPE.

HENRIETTE

Ce microscope-là m'a tout l'air d'une *loupe*.

M. CONTY

C'est en effet le nom qu'on donne vulgairement au microscope le plus simple.

MADAME LAURIN

C'est sans doute ce *microscope Stanhope* qu'on dispose dans le manche d'un porte-plume, dans une bague, ou dans des bijoux de breloques pour grandir des photographies lilliputiennes représentant des portraits, des monuments ou des sites?

M. CONTY

Précisément. Je puis, si cela vous amuse, vous enseigner les moyens de construire vous-mêmes un microscope fort simple et fort économique.

MAURICE

Cela me tente.

M. CONTY

Formez, au bout d'un fil très fin de platine, un tout petit anneau que vous obtiendrez en entourant votre fil métallique autour d'une aiguille. Détachez d'un morceau de cristal, un petit éclat de la grosseur d'une tête d'épingle et placez-le sur le petit anneau de platine. Exposez le tout à la pointe de la flamme d'une bougie et vous verrez le fragment de cristal fondre en prenant la forme globulaire. Cette boule minuscule sera votre microscope. Pour vous en servir, vous le placerez entre les extrémités des palettes d'un tire-ligne, ou bien vous le tiendrez avec de petites pinces, ou enfin vous le collerez avec soin à l'extrémité d'un fil de métal.

HENRIETTE

Pourquoi donc prendrions-nous un fil de platine, au lieu d'un fil de fer ou de cuivre, plus facile à trouver?

M. CONTY

Parce que le fil de platine est le seul qui ne fondrait pas en même temps que le verre.

MAURICE

En cas de besoin, voilà un microscope ingénieux bien facile à obtenir.

M. CONTY

Tu peux encore en construire un autre à meilleur compte et plus aisément. Seulement je ne t'affirme pas qu'il durera fort longtemps ni qu'il sera d'un emploi fort commode.

MAURICE

Tu piques ma curiosité.

M. CONTY

La construction de cet instrument d'optique est des plus élémentaires. Il te suffira de déposer dans un trou, de la grandeur d'une épingle, percé dans une plaque mince de métal, une goutte d'eau qui prendra ainsi la forme globulaire et ton microscope sera parachevé.

MAURICE

Et c'est tout?

M. CONTY

C'est tout.

HENRIETTE

Je conçois bien que la solidité n'en soit pas garantie. On ne doit pouvoir se servir de ce singulier microscope qu'avec des précautions infinies, car le moindre mouvement déformerait la goutte d'eau.

M. CONTY

Enfin un microscope simple peut encore être constitué par

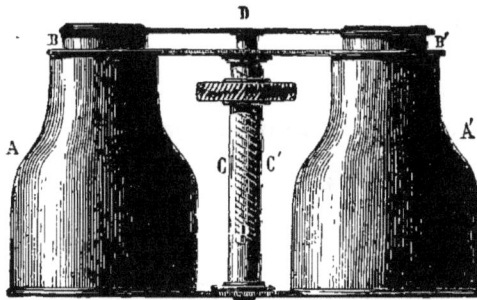

LORGNETTE JUMELLE OU BINOCULAIRE.

un petit ballon de verre rempli d'eau limpide. Un fil métallique enroulé autour du col et relevé de façon à présenter son extrémité au foyer sert de porte-objet. Une mouche, vue à travers ce microscope, présente un spectacle curieux.

MAURICE

Outre le télescope et les lunettes astronomiques, il y a encore les *longues-vues* ou *lunettes terrestres*.

MADAME LAURIN

Et vous avez entre vos mains des *lorgnettes de spectacle* et des *jumelles* ou *binocles* qui ont pour but d'étendre la portée de votre vue.

HENRIETTE

D'où viennent donc ces sortes d'auréoles qui entourent les objets vus à travers certaines lorgnettes de spectacle?

M. CONTY

Ces contours irisés sont le résultat de la décomposition de la lumière blanche occasionnée par certaines lentilles simples. On obvie à cet inconvénient en employant dans les bonnes lorgnettes des verres dits *achromatiques* qui annulent cet effet de la réfraction.

MAURICE

Est-ce que le sens de la Vue, qui présente des phénomènes si variés et si merveilleux, nous trompe aussi quelquefois?

M. CONTY

La Vue donne naissance à une foule d'ILLUSIONS.

Le défaut d'*accommodation des yeux* est déjà une cause d'erreur.

ENRIETTE

Qu'entends-tu par accommodation des yeux?

M. CONTY

J'entends la propriété qu'a notre œil de s'arranger pour voir distinctement et sans autre participation les objets plus où moins éloignés. Une accommodation incomplète donne encore naissance à l'*irradiation*, illusion qui agrandit les surfaces claires se détachant sur un fond sombre.

Voici deux carrés de papier d'égale grandeur, l'un noir et l'autre blanc; je les place à côté l'un de l'autre. Je pose au milieu du noir un cercle de papier blanc et au milieu du blanc un cercle de papier noir. Éloignez-vous et dites-moi ce que vous remarquez.

Tu veux nous attraper, grand-père, le cercle de papier blanc est plus grand que l'autre.

Ma foi, si je ne te les avais pas vus découper l'un sur l'autre, je ne croirais pas que ces deux cercles sont d'égale grandeur.

Une petite leçon de coquetterie, basée sur ce principe de

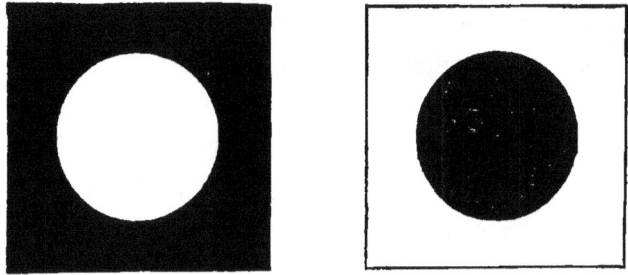

PHÉNOMÈNE D'IRRADIATION.

l'irradiation, trouve naturellement sa place ici. Tu sauras maintenant pourquoi, ma chère fille, les femmes qui commencent à prendre de l'embonpoint abandonnent le blanc et les couleurs claires qui épaississent leurs contours pour se vouer au noir et aux couleurs sombres.

J'aurai soin de me rappeler ce fait scientifique quand j'aurai quarante ans.

Les objets devraient naturellement nous paraître d'autant

plus petits qu'ils sont plus éloignés; il n'en est pas toujours ainsi. Je me rappelle avoir remarqué, un des soirs de cet été, un berger à l'horizon; cet homme paraissait d'une taille colossale.

M. CONTY

Il est des circonstances qui ne nous permettent pas de saisir le rapport de la dimension à la distance. Tel homme, de taille médiocre, dont la silhouette se découpe vigoureusement sur le ciel, en haut d'une colline, nous paraît comme ton berger, un géant. Cette ILLUSION résulte d'une erreur de notre jugement. Comme nous savons par expérience que les objets situés d'ordinaire à l'horizon sont relativement éloignés, et que dans ce cas particulier, la colline rapproche l'horizon, nous tenons compte d'une distance trop grande dans l'évaluation de la dimension, et nous attribuons à ce personnage qui apparaît en haut de la colline, la taille colossale qu'il aurait réellement si nous le voyions ainsi à l'horizon lointain d'une plaine.

MADAME LAURIN

C'est ce phénomène qui a si longtemps fait croire que les Patagons sont les colosses de la Terre, tandis qu'ils sont en réalité de taille ordinaire. Mais les navigateurs ne les ayant jamais vus qu'à distance, grimpés sur des rochers élevés de la Terre de Feu et se profilant sur le ciel, les prirent pour des géants.

HENRIETTE

Si bien que les ILLUSIONS D'OPTIQUE ne sont que des illusions d'esprit.

M. CONTY

Le plus souvent.

MAURICE

C'est une illusion curieuse que celle qui ne nous permet

pas, quand nous les regardons d'un peu loin, de distinguer isolément les lignes parallèles serrées ni les intervalles étroits qui les séparent.

M. CONTY

En effet ces parallèles noires et ces intervalles blancs se mêlent, se confondent, et nous n'apercevons plus qu'une teinte grise. C'est ainsi qu'en éloignant suffisamment de notre œil une gravure en taille douce nous voyons les hachures et les pointillés s'unir et former des tons fondus et adoucis exprimant le relief par une gradation insensible des ombres.

HENRIETTE

Je pourrais à mon tour citer des faits qui montrent de combien de manières la vue dupe l'esprit.

Combien de fois, en chemin de fer, n'ai-je pas cru voir les arbres, les poteaux télégraphiques, ou un train stationnaire cheminer en sens inverse?

M. CONTY

C'est le même phénomène qui nous fait croire que le Soleil tourne autour de la Terre d'orient en occident, tandis que c'est la Terre qui tourne autour de son axe d'occident en orient.

HENRIETTE

Comment expliquer cet étourdissement que j'éprouve après quelques tours de valse? Dès que je m'arrête, il me semble que le plancher oscille et que les murs de la salle tournent autour de moi.

M. CONTY

C'est là un véritable vertige. Cette impression pénible est due à la persistance des mouvements saccadés de l'œil après la cessation du mouvement de rotation.

On pourrait rapporter au même principe tous les phénomènes des images consécutives ; on en a fait l'application dans des jouets bien connus : le *phénakisticope*, le *zootrope*, le *thaumatrope*, le *fantascope*, le *praxinoscope*, et autres noms en *scope*.

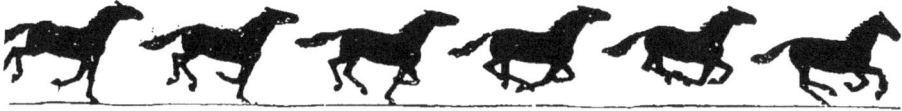

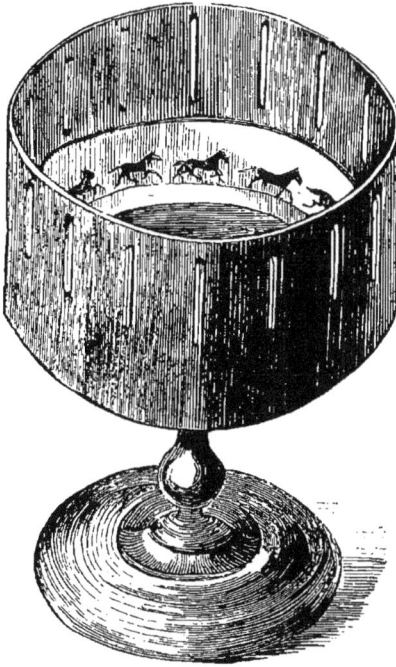

ZOOTROPE.

L'impression produite sur la rétine par la persistance des rayons lumineux pendant un temps appréciable donne encore lieu à des illusions remarquables. Quand cette impression se renouvelle à des intervalles plus courts que la durée de la sensation, nous n'avons pas une série d'impressions, mais une impression unique et continue. C'est ainsi qu'un tison ardent, qu'on fait tourner rapidement, engendre un cercle de feu.

La persistance de la sensation des couleurs amène d'autres illusions. En faisant passer rapidement et successivement devant nos yeux du rouge et du bleu, nous avons la sensation du violet; le bleu et le jaune nous procureraient, dans les mêmes conditions, la sensation du vert.

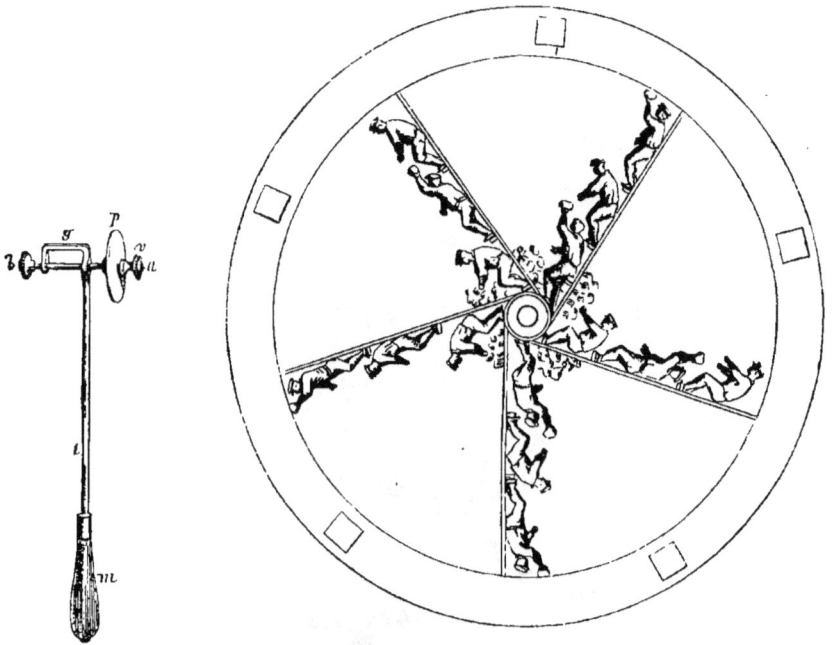

PHÉNAKISTICOPE.

HENRIETTE

Comment se fait-il qu'en regardant longtemps, fixement, une couleur éclatante, on la voie entourée non d'une auréole irisée, mais d'une auréole de même couleur ?

M. CONTY

Il m'est facile de reproduire ce phénomène. Regardez attentivement ce pain à cacheter d'un rouge vif et franc que je pose sur cette feuille de papier blanc; quand, en soufflant dessus, j'aurai fait disparaître ce pain à cacheter, vous me direz ce que vous voyez à la place.

HENRIETTE, MAURICE ET GEORGET

Un cercle vert.

M. CONTY

Fixez maintenant de la même manière ce pain à cacheter jaune, quelle couleur paraît-il laisser sur le papier blanc?

HENRIETTE, MAURICE ET GEORGET

Un cercle lilas.

M. CONTY

L'explication de ces images consécutives colorées appartient à une théorie que je ne saurais vous exposer sans recourir à des démonstrations trop ardues actuellement pour vous.

Ce que je puis vous dire, à propos de ces faits, c'est que le rouge et le jaune n'ont pas excité toutes les fibres nerveuses de la rétine, mais seulement celles qui sont accessibles au rouge et au jaune. En faisant disparaître les pains à cacheter rouge et jaune, j'ai laissé la rétine entière sous l'impression de la couleur blanche, c'est-à-dire de l'ensemble de toutes les couleurs, à l'exception de la partie que couvraient les pains à cacheter, qui, par suite, laissèrent apparaître le vert et le lilas, *couleurs complémentaires* du rouge et du jaune.

MAURICE

Je comprends vaguement.

GEORGET

Et moi je ne comprends pas du tout.

HENRIETTE

Je le crois bien. Moi, tout ce que je comprends, c'est qu'il ne faut pas toujours nous fier à notre œil.

MADAME LAURIN

Du moins, faut-il contrôler les impressions que nous en recevons.

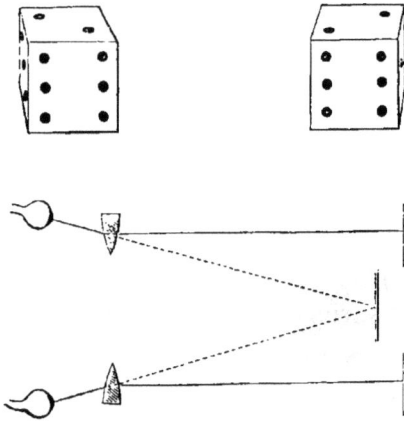

FORMATION DE L'IMAGE STÉRÉOSCOPIQUE.

M. CONTY

Vous êtes-vous quelquefois demandé pourquoi nous avons deux yeux?

GEORGET

C'est peut-être pour en avoir un de rechange.

MADAME LAURIN

Ce serait déjà un bel avantage.

M. CONTY

L'accouplement des yeux a son utilité et sa raison d'être. C'est la symétrie de ces deux organes qui contribue à la perception du relief des corps.

Le *stéréoscope*, que vous connaissez, est un appareil qui affirme cette vérité. Je vais vous en rendre la démonstration acceptable.

Plaçons un dé à jouer, à une certaine distance, en face de nous. Si nous le regardons de l'œil gauche seulement, nous

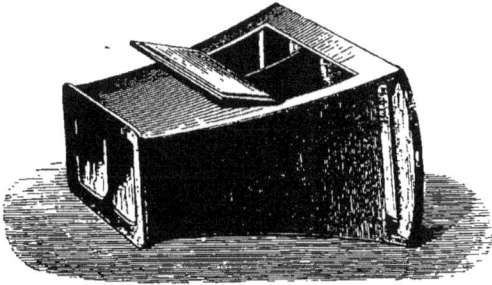

STÉRÉOSCOPE.

verrons en perspective la face gauche; si nous le regardons de l'œil droit seulement, nous verrons symétriquement la face droite.

Si nous plaçons dans le stéréoscope, en face de chaque œil, l'image de ce dé, ou de tout autre objet dessiné ou photographié, ainsi qu'il apparaît isolément à chaque œil, nous verrons des deux yeux l'image d'un seul objet ayant tout à fait le relief de la réalité.

MAURICE

Pourtant un borgne, une personne qui regarde d'un seul œil a parfaitement conscience du relief.

M. CONTY

Cela tient à un travail de l'esprit. Le borgne juge par expérience; il a vu le même corps de différents points de vue, sous différents aspects; il se souvient, juge et obtient ainsi la conception du relief.

Une preuve qu'il y a là un fait purement moral, c'est que le relief des épreuves photographiques n'a pas lieu pour lui dans le stéréoscope.

GEORGET

Stéréoscope, microscope, télescope, phénakisticope, kaléidoscope! pourquoi tout cela finit-il en *scope ?*

M. CONTY

Cette syllabe *scope* qui t'intrigue tant vient d'un mot grec qui signifie *voir : stéréoscope* veut dire voir les solides; *microscope*, voir les petites choses; *télescope*, voir de loin; *phénakisticope*, voir des choses trompeuses; *kaléidoscope*, voir de belles images, etc., etc.

MADAME LAURIN

J'espère, mes chers enfants, que vous témoignerez de votre reconnaissance à votre grand-père en profitant des leçons qu'il vous a données. Pour moi, j'en suis bien heureuse et je lui en sais infiniment gré. Je n'avais pas assez tenu compte des exigences matérielles de ce monde et j'avais trop négligé votre éducation physique.

L'homme est loin d'être un pur esprit et le corps a une trop grande part dans tous les actes de la vie pour que nous négligions de développer sa puissance et ses facultés et que nous ne cherchions pas à le rendre le plus apte possible à remplir le rôle que le Créateur lui a assigné.

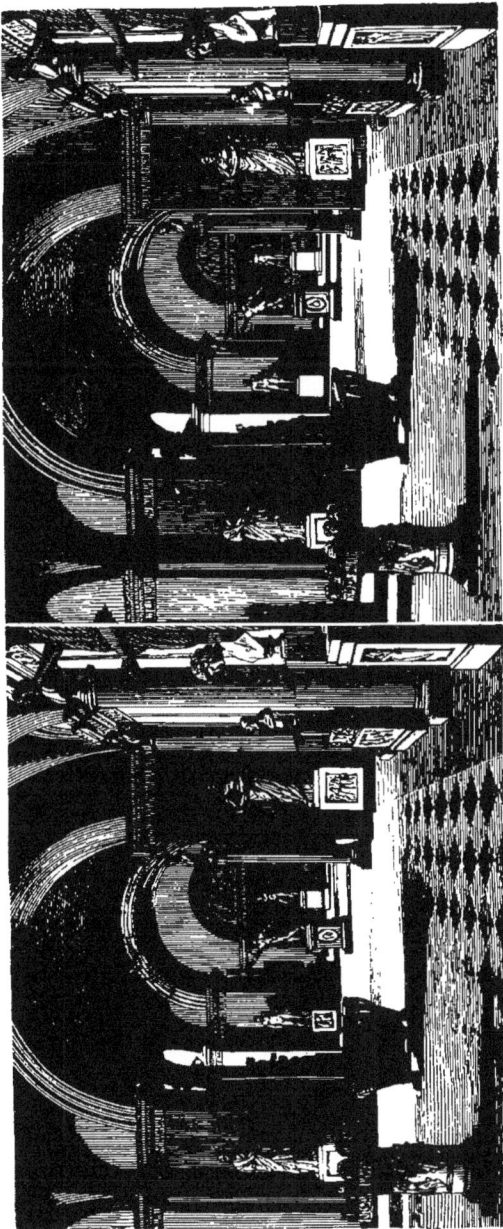

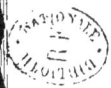

ÉPREUVE STÉRÉOSCOPIQUE.

M. CONTY

Je me réjouis de ta profession de foi, qui me prouve que ta conversion est complète. Je m'en félicite d'autant plus que, grâce à ta direction intelligente et à l'excellente nature de nos chers enfants, leur éducation morale ne laissera rien à désirer.

Ils sauront que les SENS ne sont que des agents, des instruments qui nous mettent en rapport avec tout ce qui est créé : aussi bien avec les mondes innombrables qui fourmillent dans l'espace infini qu'avec l'humanité, avec nos semblables.

Ils n'oublieront pas que c'est par les SENS qu'ils sentiront la grandeur et les merveilles de la nature et jouiront de tous les bienfaits qu'elle prodigue aux esprits droits et aux bons cœurs.

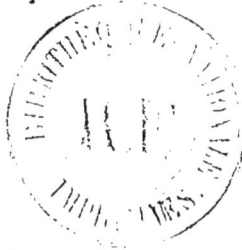

FIN

TABLE DES MATIÈRES

Le Toucher

Le Goût

L'Odorat

L'Ouïe

La Vue

FIN DE LA TABLE DES MATIÈRES

PARIS. — IMPRIMERIE ÉMILE MARTINET, RUE MIGNON, 2.